健康中国医学科普融媒体出版项目（第一辑）

# 社区居民传染病防护

SHEQU JUMIN CHUANRANBING FANGHU

主编　袁玉峰　程真顺

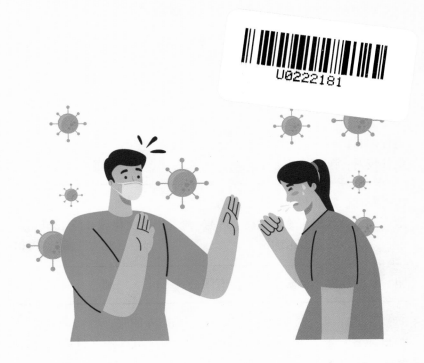

长江出版传媒
湖北科学技术出版社

**图书在版编目（CIP）数据**

社区居民传染病防护／袁玉峰，程真顺主编．—武汉：湖北科学技术出版社，2023.6

健康中国医学科普融媒体出版项目．第一辑

ISBN 978-7-5706-2389-1

Ⅰ．①社…　Ⅱ．①袁…　②程…　Ⅲ．①传染病防治－普及读物　Ⅳ．① R183-49

中国国家版本馆 CIP 数据核字（2023）第 012583 号

责任编辑：程玉珊　李　青

责任校对：陈横宇　　　　　　　　　　　封面设计：胡　博

出版发行：湖北科学技术出版社

地　　址：武汉市雄楚大街 268 号（湖北出版文化城 B 座 13-14 层）

电　　话：027-87679468　　　　　　　　邮　编：430070

印　　刷：武汉科源印刷设计有限公司　　　邮　编：430299

880×1230　　　　1/32　　　　5.25 印张　　　130 千字

2023 年 6 月第 1 版　　　　　2023 年 6 月第 1 次印刷

定　　价：38.00 元

# 《社区居民传染病防护》

## 编　委　会

# 前　言

一部传染病史，就是人类与各种微生物相互依存、相互斗争的历史。天花、鼠疫、霍乱、重症急性呼吸综合征（SARS）、新型冠状病毒感染……面对各类传染病的不断袭击和层出不穷的病毒变异株，人类在持续更新传染病防控的"知识库"中推动着文明的发展，影响着百年未有之大变局的演进。

习近平总书记在视察武汉时强调："抗击疫情有两个阵地，一个是医院救死扶伤阵地，一个是社区防控阵地。"坚持不懈做好疫情防控工作关键在社区。作为大型公立医院，武汉大学中南医院始终坚持人民至上、生命至上，坚守抗疫一线，展现着家国担当和人民情怀。为深入贯彻党中央《关于推动党史学习教育常态化长效化的意见》和《中共湖北省委关于开展党员干部下基层察民情解民忧暖民心实践活动的通知》精神，落实"在全党深入开展学习贯彻习近平新时代中国特色社会主义思想主题教育"要求，武汉大学中南医院党委积极响应湖北省卫生健康委员会和武汉大学党员干部"下基层察民情解民忧暖民心"实践活动要求，在落实"五个一"的进程中，充分发挥自身专业优势，编撰出版《社区居民传染病防护》一书，将科学知识与人民群众的力量结合起来，让更多居民正确认识和科学预防传染病，着力构筑群防群控的人民防线。

本书是《社区居民传染病防控知识 200 问》的延续，共分六篇，分别为传染病基础知识；传染病防护技能；不同人群的防护；常见心理问题的防护；居家防护；户外及社交防护。在原书的基础上，新增了病毒变异株流行的大背景下，人类面临的新挑战和应对之策，旨在与时俱进，持续提升社区居民科学应对传染病的能力，助力社区防控和健康中国战略。

本书的编撰，既得到了人民医学家、我国著名传染病学家、武汉大学中南医院感染科桂希恩教授的关心和指导；又得到了武汉雷神山医院专家组组长、武汉大学中南医院呼吸与危重症医学科程真顺主任医师，中华预防医学会医院感染控制专业委员会委员、武汉大学中南医院感染管理办公室主任梁科主任医师，武汉大学中南医院感染管理办公室副主任王莹副主任医师和湖北省心理咨询师协会会长、武汉大学中南医院神经内科肖劲松主任医师的大力支持，中南医院医学影像科、中西医结合科和眼科等学科的多位专家对本书也贡献良多，江汉大学美术学院师生在插图绘制上鼎力相助，在此一并致以诚挚的感谢。

希望本书能对大家有所裨益，不足之处，敬请批评指正。

武汉大学中南医院

2023 年 4 月

# 目 录

# 第一篇

# 传染病基础知识

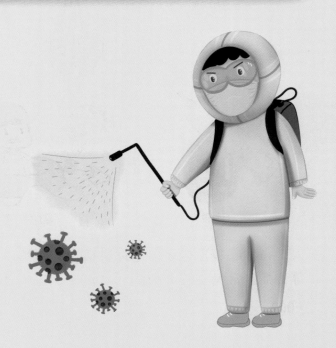

# 1 传染病的传播途径有哪些？

传播途径指病原体从传染源排出，通过一定的方式再侵入其他易感者所经过的途径，主要有以下几种：

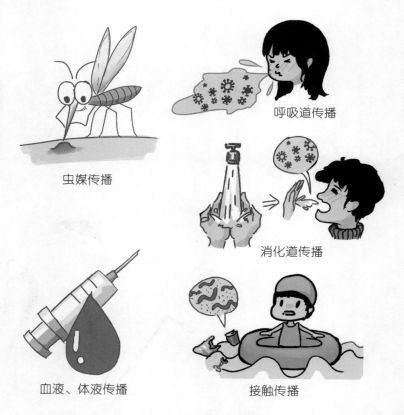

虫媒传播

呼吸道传播

消化道传播

血液、体液传播

接触传播

（1）呼吸道传播。通过讲话、打喷嚏时产生的气溶胶等传播。常见病有结核病、禽流感、流行性感冒、新型冠状病毒感染等。

（2）消化道传播。通过食用被污染的食物及饮用被污染的水等传播。常见病有伤寒、霍乱和细菌性痢疾等。

（3）接触传播。通过在被污染的水里游泳，或者不洁性接触等传播。常见病有血吸虫病、钩虫病等。

（4）血液、体液传播。通过输入被污染的血液或者不安全的性交等传播。通过血液、体液传播的常见传染病有乙型病毒性肝炎（乙肝）、丙型病毒性肝炎（丙肝）、梅毒、艾滋病等。

（5）虫媒传播。通过蚊虫叮咬传播，如疟疾、登革热、流行性乙型脑炎（乙脑）等。

（6）垂直传播。母亲患感染性疾病时，病原体可通过胎盘、产道或母乳传给胎儿或新生儿，如乙肝、丙肝、梅毒、艾滋病等。

## ❷ 日常生活中有哪些常见的传染病？

流感是较为常见的传染病，春冬季节为流感的高发季节。此外，艾滋病、乙肝、手足口病、水痘、腮腺炎、诸如病毒感染性腹泻、肺结核等也是不能忽视的常见传染病。已经在全球范围内造成大流行的新型冠状病毒感染是一种新发突发传染病。

### 3 得了传染病会有什么表现？

得了传染病之后，会有一些共性的表现。比如发热，有时候还会出疹子。同时，这些病原微生物在体内搞破坏，可导致全身乏力、厌食、头痛，肌肉、关节和骨骼疼痛。如果不及时治疗，会发展到很严重的地步，还可能出现意识障碍（不知道自己在哪里，要干什么，认不清人）、昏迷甚至多器官功能衰竭。

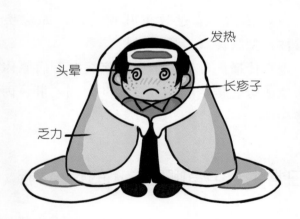

### 4 病原微生物一旦侵入人体内就一定导致传染病吗？

并不是这样的。病原微生物侵入人体后，最终是否患病取决于微生物和人体的"战斗"结果。人体内有能够抵抗这些微生物的机制，如各种屏障和免疫力，比如皮肤就起到了类似"城墙"一样的保护作用，人体中一些免疫细胞就是能够杀死这些微生物的"士兵"。然而这场战斗并不总是人体获胜，有些时候这些微生物的数量太多，人体"双拳难敌四手"；或者是这些微生物产生了变异，有了"更坚固的盾牌"能抵御人体免疫力的进攻；或者是"更锋利的武器"能够更轻易地摧毁人体防线，最终导致患病。

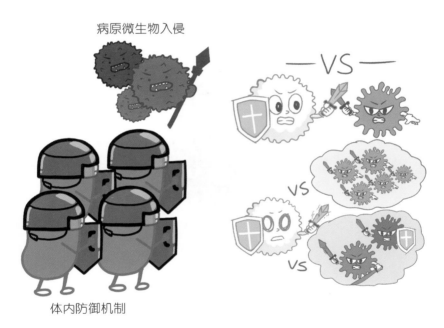

病原微生物入侵

体内防御机制

⑤ 若患传染病，只用去药店买点抗生素吃就行了吗？

没这么简单。抗生素是针对细菌的药物，而传染病的病原体有可能是细菌，也有可能是病毒，还有可能是寄生虫等其他病原微生物。如果是病毒的感染，那么即使很贵的、杀细菌能力很强的抗生素，也不会有效。并且由于目前抗生素滥用的现象十分严重，导致这些狡诈的病原微生物进化出了能够抵抗抗生素的能力，也就是耐药性。因此，还是推荐去正规的医院就诊后，在医生的指导下选药用药。

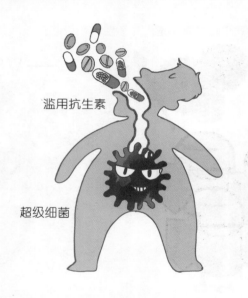

滥用抗生素

超级细菌

## 6 什么是猴痘？

猴痘是由猴痘病毒感染导致的疾病，表现为皮疹（丘疹或水泡），有时还会出现流感症状（发热、头痛、肌肉酸痛和背痛、喉咙痛、咳嗽等）。

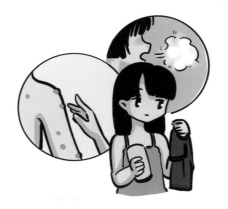

## 7 猴痘的传播途径是什么？

猴痘可通过人与人之间的密切接触（通常是皮肤接触）的方式传播给任何人，包括直接接触猴痘患者的皮疹或体液，触摸猴痘患者使用过的物体、织物（衣服、床上用品或毛巾）和物体表面，接触猴痘患者的呼吸道分泌物。

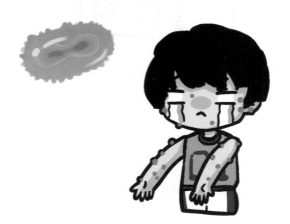

## 8 什么是流行性出血热?

　　流行性出血热是由汉坦病毒引起的，以鼠类为主要传染源的一种自然疫源性疾病。该病的主要病理变化是全身小血管广泛性损害，临床上以发热、休克、充血、出血和肾损害为主要表现。

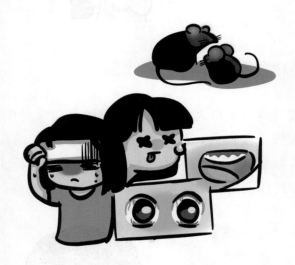

## 9 如何预防流行性出血热?

　　预防流行性出血热的方法：防鼠灭鼠；做好食品卫生和个人卫生，防止鼠类排泄物污染食品；不用手接触鼠类及其排泄物。

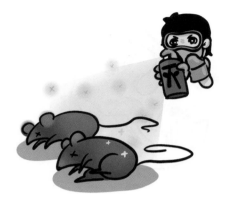

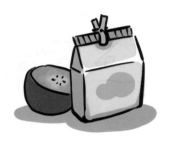

**10** 什么是霍乱?

霍乱是由霍乱弧菌引起的急性肠道传染病,主要临床症状:腹泻、呕吐、脱水、肌肉痉挛、循环衰竭,伴严重电解质紊乱及代谢性酸中毒等。我国传染病防治法规定霍乱属于甲类传染病。

**11** 霍乱的传播途径是什么?

霍乱通过消化道传播(粪口传播),即患者进食或饮用受霍乱弧菌污染的食物或水而感染。

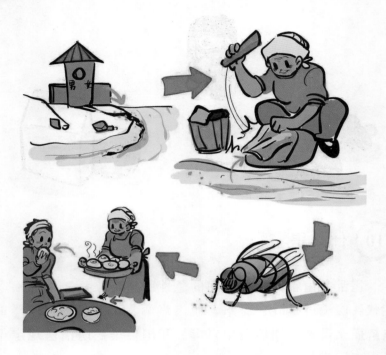

## 12 如何预防霍乱？

注意饮食、饮水卫生。避免饮用生水或进食生冷食物；食物生熟分开，防止交叉污染；保持良好的卫生习惯，注意手部卫生，饭前便后要洗手。

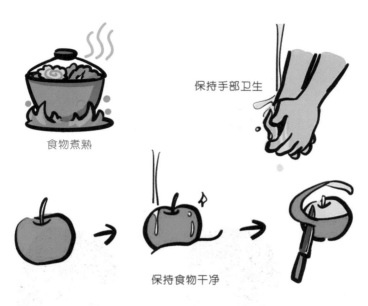

食物煮熟

保持手部卫生

保持食物干净

### 13 什么是流感？

流行性感冒简称流感，是由流感病毒引起的急性呼吸道传染病。

### 14 流感病毒有哪些亚型？

流感病毒可分为甲型、乙型、丙型。其中，甲型流感病毒又可为 18 个 H 亚型（H1～H18）和 11 个 N 亚型（N1～N11）。人们常听说的 H1N1、H5N1、H7N9 就是指

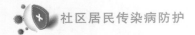

流感病毒的亚型。

## 15 哪些人会传播流感？

　　流感病毒的传染源主要为流感患者，其次为流感病毒携带者。症状出现前 2 天到症状出现后大约 1 周均可传播流感病毒，儿童可达 10 天或更长时间，以病初 2～3 天的传染性最强。

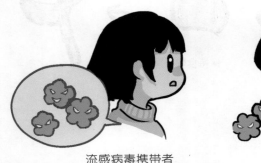

流感病毒携带者

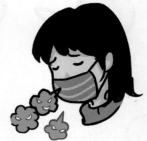

流感患者

## 16 流感通过什么途径传播？

　　流感病毒主要经飞沫传播，也可通过接触被污染的手、日常用具等间接传播。

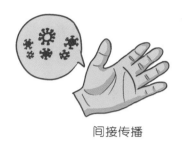

间接传播

## 17　什么人容易患流感？

人群对流感病毒普遍易感，感染后对同一亚型会获得一定程度的免疫力，但不同亚型间无交叉免疫，因此会反复患病。

## 18　流感有哪些症状？

流感病毒潜伏期一般为 1～3 天，最短为数小时，最长可达 4 天。流感的症状通常比普通感冒更重，主要为咳嗽、流涕、打喷嚏、鼻塞等，重症患者可出现高热、头痛、乏力等全身中毒症状。

## 19　怎样预防流感？

（1）流感流行期间，公共场所及室内应加强通风与环

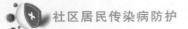

境消毒，可选用合格消毒液消毒。

（2）在人群密集处及接近患者时应当戴口罩，避免密切接触，注意个人卫生。

（3）接种流感疫苗。

## 20 流感疫苗安全有效吗？

流感疫苗安全有效，是预防流感的有效手段。在大多数年份，流感疫苗与流感流行毒株的匹配较好，具有良好的保护力。接种流感疫苗是安全的，仅个别接种者出现接种部位红肿热痛、嗜睡、乏力、恶心、呕吐、腹痛、腹泻等轻微不良反应，通常会在几天内自行消失，极少出现重度反应。

## 21 哪些人需要接种流感疫苗？

原则上，6 月龄及以上所有愿意接种流感疫苗并且没有禁忌证的人都可以接种流感疫苗。中国疾病预防控制中心（疾控中心）推荐 6 月龄至 5 岁儿童、60 岁及以上老人、慢性病患者、医务人员、6 月龄以下婴儿的家庭成员和看护人员、孕妇或准备在流感季节怀孕的女性为优先接种人群。医务人员应推荐公众每年接种流感疫苗，提升流感疫苗接种率。

**22** **什么时间接种流感疫苗?**

为了在流感高发季节前获得保护,最好在 10 月底前完成免疫接种。如果错过时间,也可以在流行季节任意时间接种。在同一个流感流行季节已经完成流感疫苗接种的人不需要重复接种。

**23** **三价和四价流感疫苗,应该接种哪种?**

三价疫苗包含甲(A)型 H1N1、H3N2 和乙(B)型 Victoria 系病毒 3 种病毒类型;四价疫苗则是在三价疫苗基础上增加了乙型 Yamagata 系流感病毒类型。3 岁以下婴幼儿只能接种三价疫苗,3 岁以上儿童及成人可以接种三价或四价疫苗。

**24** **HIV 和艾滋病有什么关系?**

人类免疫缺陷病毒简称 HIV,是导致艾滋病的病原体。

**25** **哪些人会传播艾滋病?**

HIV 携带者和艾滋病患者是艾滋病的唯一传染源。

## 26 艾滋病通过哪些方式传播？

艾滋病的传播途径为性、血液和母婴传播。如与 HIV 感染者发生无保护性行为，或是输注含有 HIV 的血，与 HIV 感染者共用注射器等，都可能感染 HIV，另外 HIV 阳性的孕妇可能将 HIV 传给孩子。

## 27 可能感染 HIV 的高危行为有哪些？

高危行为是指容易引起感染的行为。包括同性及异性间无保护性行为、多个性伙伴等，静脉注射吸毒，与他人共用注射器或共用其他可刺破皮肤的器械，使用未经检测的血液或血制品。另外，其他可以引起血液传播的途径，如文身、打耳洞、修脚等用的刀具不消毒，与其他人共用刮脸刀、电动剃须刀、牙刷等。

## 28 艾滋病有哪些症状？

艾滋病急性期持续 2～4 周，可无特异性表现，有时有发热，可伴有全身不适、头痛、盗汗、恶心、呕吐、腹泻、肌肉关节痛、神经系统病变等症状，随后进入长达6～8年的无症状期，最后进入艾滋病期。艾滋病期时，症状表现为患者自身免疫力下降导致的各种感染或肿瘤。

**29** 怎样预防艾滋病？

HIV 疫苗仍处于实验研究阶段。预防艾滋病最主要的措施是洁身自好；高危人群使用安全套，规范治疗性病；严格筛查血液及血制品，用一次性注射器等。

**30** 与艾滋病患者握手、共用餐具会得艾滋病吗？

不会。HIV 不通过握手、共用餐具、游泳等一般性日常生活接触传播。

**31** 蚊子吸血可以传播艾滋病吗？

不能。HIV 不能在蚊虫体内生存，不会通过蚊虫叮咬传播。

## 32 女性艾滋病患者一定不可以生小孩吗？

并不是这样的。目前有成熟的母婴阻断技术，通过有效的母婴阻断，可将 HIV 母婴传播率降至 1％以下。

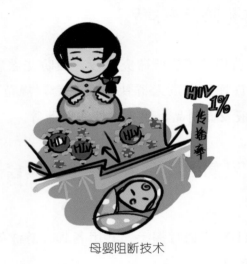

母婴阻断技术

## 33 夫妻生活中使用安全套既能避孕又能避免感染艾滋病吗？

安全套是一种由高强度、高弹性的乳胶薄膜做成的套子，起一种物理隔离的作用。在夫妻生活中正确使用安全套，可以避免精液进入子宫，从而避免怀孕，达到避孕的目的。同时，由于 HIV 主要存在于男性的精液、女性的阴道分泌液中，安全套的物理隔离作用，就像一堵墙一样，阻断了 HIV 从男性的精液或女性的阴道分泌液进入对方的体内，从而避免了 HIV 通过性途径在两性之间的传播，达到避免 HIV 传播的目的。需要强调的是，必须正确使用安全套才能达到上述目的。

## 34 预防梅毒需要注意什么？

洁身自好，保证性行为安全；不共用牙具、剃须刀；严格筛查血液及血制品，使用一次性注射器等；阻断梅毒的母婴传播。

## 35 细菌性痢疾有哪些症状？

细菌性痢疾潜伏期一般为 1～4 天，最短为数小时，最长可达 7 天。典型表现为腹痛、腹泻、黏液脓血便。

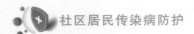 

**36** 怎样预防细菌性痢疾?

预防细菌性痢疾的最好方法就是养成良好的卫生习惯,注意饮食和饮水卫生。

**37** 什么是乙肝?

乙肝是指乙型病毒性肝炎,是由乙型肝炎病毒(乙肝病毒)引起的肝脏疾病。

**38** 哪些人会传播乙肝?

主要是乙肝患者及乙肝病毒携带者。乙肝病毒的传播途径主要有血液传播、性传播和母婴传播。

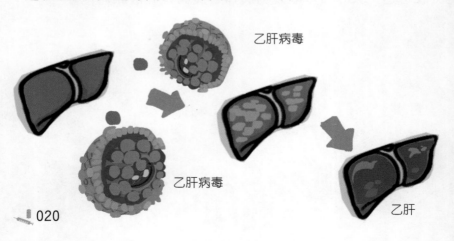

乙肝病毒

乙肝病毒

乙肝

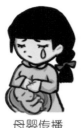

母婴传播

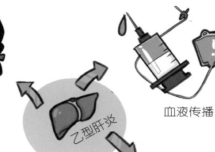

乙型肝炎

血液传播

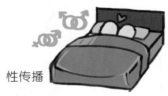

性传播

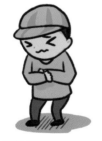

急性乙型肝炎患者

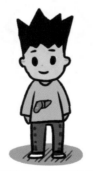

慢性乙型肝炎患者

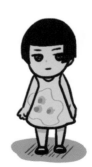

乙肝病毒携带者

## 39 哪些人容易患乙肝？

人群对乙肝普遍易感，婴幼儿感染乙肝更容易转化为慢性感染。

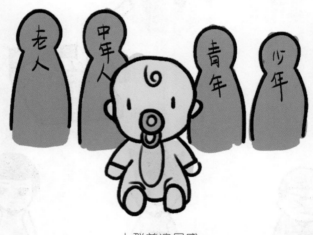

人群普遍易感

## 40 乙肝有哪些症状？

主要有全身乏力、食欲减退、厌油、黄疸，肝硬化者还可出现肝掌、蜘蛛痣、脾大、腹腔积液等症状。

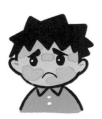

黄疸

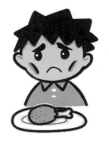

食欲减退

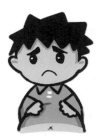

腹腔积液

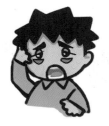

乏力

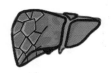

肝硬化

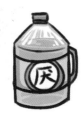

厌油

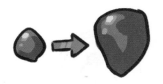

脾大

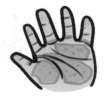

肝掌

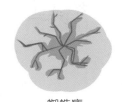

蜘蛛痣

乙肝的常见症状

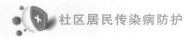

## 41 怎么预防乙肝?

接种乙肝疫苗;日常生活中不共用剃须刀和牙刷;正确使用安全套,进行安全性行为;拒绝毒品,不共用针具;阻断乙肝的母婴传播。

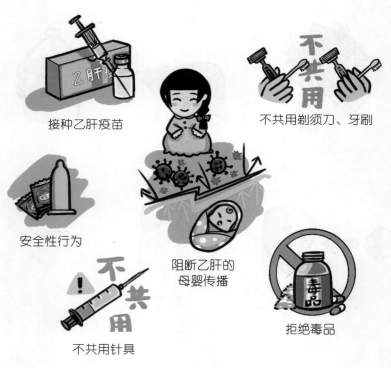

接种乙肝疫苗

不共用剃须刀、牙刷

安全性行为

阻断乙肝的母婴传播

不共用针具

拒绝毒品

预防乙肝的措施

**42** 共用餐具、拥抱、接吻、握手、咳嗽、打喷嚏或在公共游泳池游泳及类似行为会传播乙肝病毒吗?

不会。

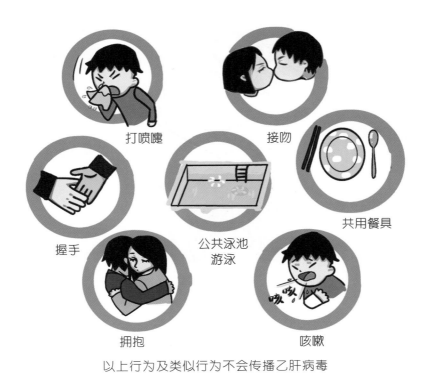

打喷嚏　　接吻

握手　　公共泳池游泳　　共用餐具

拥抱　　咳嗽

以上行为及类似行为不会传播乙肝病毒

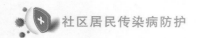
### 43 什么是肺结核？

肺结核是由结核分枝杆菌引起的呼吸系统疾病。

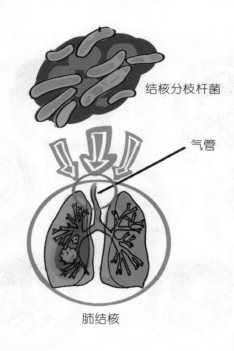

结核分枝杆菌

气管

肺结核

### 44 哪些人会传播肺结核？

开放性肺结核患者。肺结核通过空气在人与人之间传播。当患有肺结核的人咳嗽、打喷嚏或吐痰时，就会把结核分枝杆菌喷到空气中，免疫力低下人群吸入就可能导致感染。

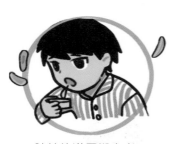

肺结核进展期患者

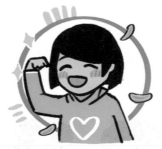

肺结核好转期患者

传播肺结核的人群

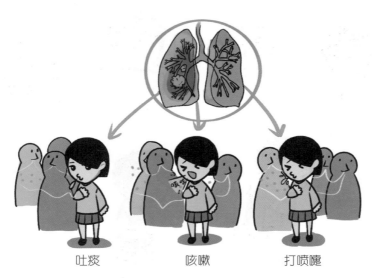

吐痰　　　　　咳嗽　　　　　打喷嚏

肺结核传播方式

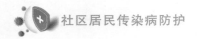

## 45 肺结核有哪些症状?

肺结核的主要症状是咳嗽、咳痰 2 周以上，或痰中带血。同时，还可能伴有胸痛、盗汗、午后低热、全身疲乏、食欲减退等其他常见的症状。

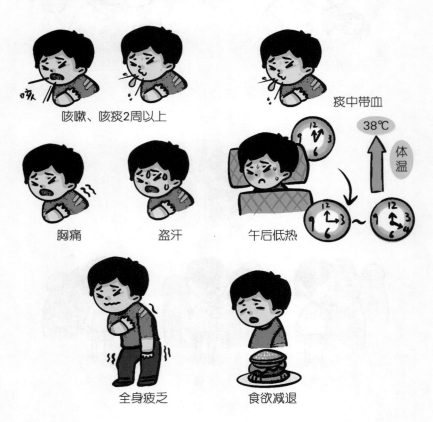

咳嗽、咳痰2周以上

痰中带血

38℃ 体温

胸痛　　　盗汗　　　午后低热

全身疲乏　　食欲减退

## 46　怀疑自己得了肺结核应该怎么办？

　　如果怀疑自己得了肺结核，应到结核病防治机构接受检查和治疗。我国各地都设有相应的结核病防治机构，专门负责肺结核的诊断、治疗和管理工作。早发现、早诊断、早治疗是肺结核成功治愈的关键。

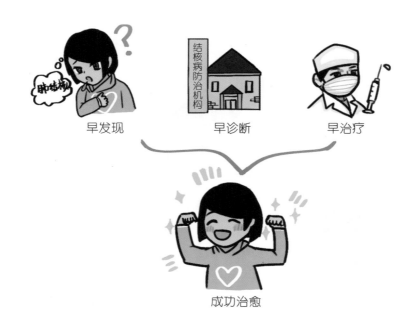

早发现　　　　早诊断　　　　早治疗

成功治愈

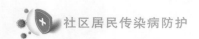

## 47 我国防治肺结核有哪些免费政策?

在结核病防治机构检查和治疗肺结核,可享受国家免费政策。

(1)结核病防治机构为第一次检查的肺结核可疑症状者免费提供痰涂片和胸片检查。

(2)为活动性肺结核患者免费提供抗结核药物、治疗期间的痰涂片检查及治疗结束后的胸片检查。

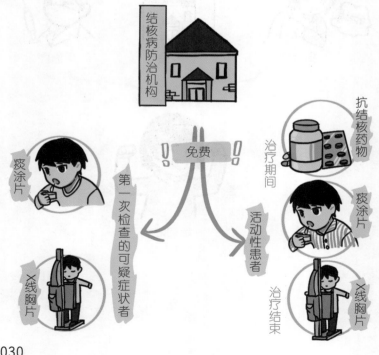

## 48 肺结核可以治愈吗？

肺结核可防可治，只要坚持正规治疗，绝大多数肺结核患者是可以治愈的。

（1）新发肺结核的彻底治愈一般需服药6～8个月，且中途不能漏服和间断服药。如果私自停药或间断服药，不但极易复发，还有可能产生耐药性。

（2）耐药后的肺结核患者治疗技术复杂、治疗时间更长（可达18～24个月）、治疗费用更高。

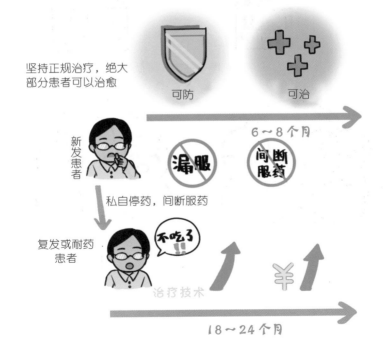

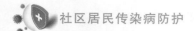 

## **49** 应该怎样对待肺结核患者？

　　肺结核患者规范治疗 2～3 周后，传染性会大大降低，大多数患者可在家里进行治疗和康复。关心、不歧视肺结核患者可以促进肺结核的防治，有利于社会的和谐稳定。全社会都应关心和帮助肺结核患者，共同营造没有歧视的社会环境。

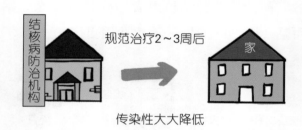

规范治疗2～3周后

传染性大大降低

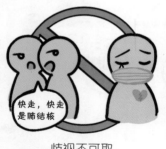

歧视不可取

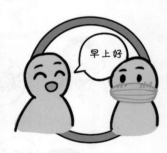

要相互关心

## 50 如何预防肺结核？

（1）预防肺结核传播最主要的措施是及时发现并治愈传染性肺结核患者。

（2）与肺结核患者密切接触的人员需立即进行相关检查。

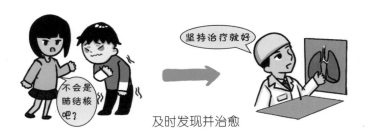

及时发现并治愈

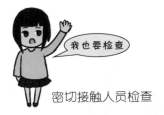

密切接触人员检查

为新生儿及时接种卡介苗

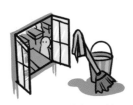

注意人口密集场所的
通风、卫生

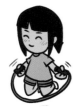

锻炼身体、增强体质

良好卫生习惯

（3）做好人口密集场所的通风和环境卫生工作，锻炼身体、增强体质，养成良好的卫生习惯。

（4）为新生儿及时接种卡介苗。

**51** 新型冠状病毒的传染源和传播途径有哪些？

传染源主要是新型冠状病毒感染确诊患者及无症状感染者。潜伏期即具有传染性。发病后 5 天内传染性较强。主要的传播途径包括经呼吸道飞沫传播、密切接触传播、密闭环境下气溶胶传播，接触被病毒污染的物品也可造成感染。

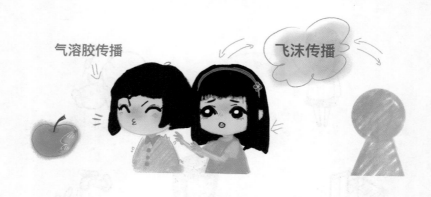

**52** 如果出现发热、乏力等临床表现，是否意味着自己感染了新型冠状病毒？

很多呼吸道疾病如流感等都会有发热的症状。发热及乏力并不代表自己感染了新型冠状病毒。出现症状后应及时前往医院发热门诊就诊。

 **53** 新型冠状病毒疫苗是否必须接种?

在没有禁忌证的情况下,应当及时接种新型冠状病毒疫苗(即新冠疫苗)。接种新冠疫苗不仅可以有效降低感染风险、重症、危重症及死亡率,同时还能在人群中构建免疫屏障。

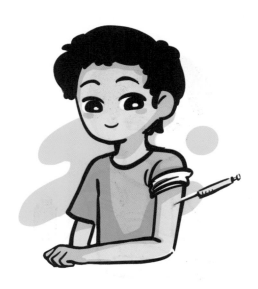

## 54 新型冠状病毒疫苗接种时应该注意什么？

根据预约时间，携带好身份证、接种证或预约二维码等资料前往接种点，全程规范佩戴好口罩，听从工作人员安排有序接种疫苗。接种后，留观至少30分钟。回家后注意保持接种部位的清洁、避免用手搔抓。如出现发热不退或其他不适，应及时就医并告知接种单位。

如果是接种加强针，还需确定自己是否已接种前两针，并且距离第一针接种时间6个月以上。

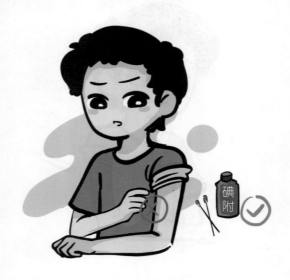

**55** 接种了新冠疫苗是否可以不戴口罩？

因疫苗的抗体产生需要一段时间且每个人的抗体水平不一样，接种了新冠疫苗，仍需根据个人实际情况规范佩戴口罩。

**56** 核酸采样落座时是否需要憋气（屏住呼吸），并发出"啊"的声音？

虽然理论上来说憋气更好，但是在进行核酸采样时并不建议进行憋气，一是大部分人都不能坚持长时间憋气；二是憋气时更容易发生呛咳、喘息等现象；三是憋气后，

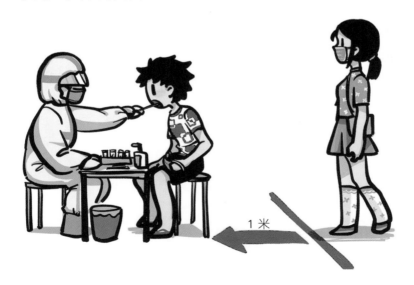

1米

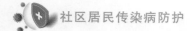

会出现大口深呼吸的现象。因此，建议被采样人之间保持至少1米间距，保持正常呼吸，在工作人员准备好采样拭子拟采样前，迅速取下口罩，完成核酸采样后立即佩戴口罩并离开采样现场，期间避免长时间逗留和交头接耳。

**57** 目前我国是怎样管理新型冠状病毒感染的？

2023年1月8日起，对新型冠状病毒感染实施"乙类乙管"。不再实行隔离措施，不再判定密切接触者，不再划定高低风险区；对新型冠状病毒感染者实施分级分类收治并适时调整医疗保障政策；检测策略调整为"愿检尽检"；调整疫情信息发布频次和内容。依据《中华人民共和国国境卫生检疫法》，不再对入境人员和货物等采取检疫传染病管理措施。

插　　图　　马川淏　付紫怡　邓佩明　谭佳琪　朱晨洁

参考资料　　世界卫生组织官网

中国疾病预防控制中心官网

《传染病学》（第九版）（人民卫生出版社）

# 第二篇

## 传染病防护技能

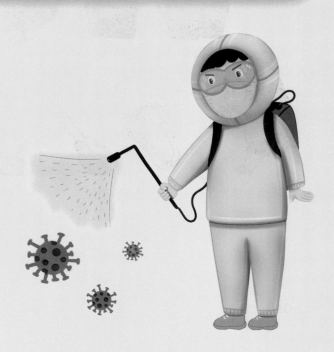

## 58 养成哪些好习惯来预防传染病？

良好的卫生习惯、生活方式及自身的抵抗力是预防传染病简单、经济、有效的方法。自己是保证健康的第一责任人，应该养成锻炼身体、注意饮食营养搭配、科学佩戴口罩、勤洗手、使用公筷、减少聚集、加强通风、及时消毒等好习惯。

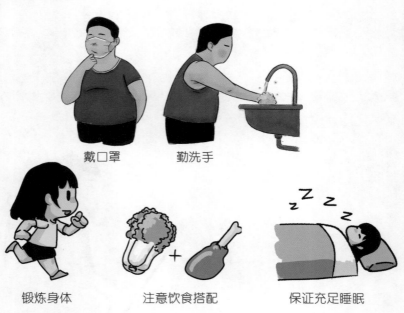

戴口罩　　　　　勤洗手

锻炼身体　　　　注意饮食搭配　　　　保证充足睡眠

## 59 中医药在防治新型冠状病毒感染上有哪些作用和方法?

新型冠状病毒感染属于中医"疠气""疫疠"的范畴，中医药防治可起到如下作用。

（1）未病先防，预防作用突出。

药物预防：中药煎剂和中成药，煎剂配方结合发病节气、地点和人群的体质，按照中医"治未病"的原则开方使用。

还可通过针灸疗法、传统锻炼和药膳的方法预防疾病。

（2）辨证治疗，临床效果显著。

轻症治疗：新型冠状病毒感染轻型、普通型患者中药辨证治疗可以痊愈。

重症治疗：在重症患者的治疗中，中医药应用可以有效控制病情进展、减少激素用量、减轻并发症的发生。

（3）病愈防复，加速康复作用。

进入恢复期的患者，通过积极应用中医药治疗（针灸、药物、传统锻炼），可以加快身体各项功能的恢复。

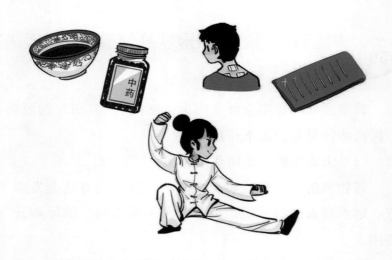

## 60 什么是新型冠状病毒核酸检测？

新型冠状病毒感染人体后，会在鼻腔、咽部、下呼吸道等处"定居"并进行繁殖，通过采集鼻咽拭子、痰液等标本进行病毒核酸检测，可以判断人体是否感染了新冠病毒。

## 61 什么是抗原检测？

新冠病毒抗原检测是通过抗原和抗体结合反应在试纸条上检测，方便快捷，一般 15～20 分钟即可出结果。

## 62 核酸检测、抗原检测及抗体检测有什么区别?

核酸检测是通过分子生物学技术（如实时荧光聚合酶链式反应、恒温扩增、原位杂交、测序等）检测各种体液标本或组织标本的病原体核酸，来确定是否发生病原体感染。核酸检测技术具有灵敏度高、特异性好、可靠性强等优势，用于疾病的早期诊断、预防控制、预后判断、疗效监测方面。

当机体被各种病原体感染时，就可能导致血液中存在病原体的抗原，通过抗原检测，可以诊断出患者是否被该病原体感染。抗原检测的速度更快，操作也更便捷，但准确度较低，一般用于感染早期。

抗体检测是检测人体对于病毒感染后的免疫反应，如果出现新型冠状病毒特异性抗体，表明人体免疫系统对新型冠状病毒感染有了防御能力。具体抗体检测包括血清 IgM、IgG 抗体两种，如果血清中 IgM 抗体阳性，提示近期发生新冠病毒感染，有利于新冠病毒感染的早期诊断；如果血清中 IgG 抗体阳性，提示既往曾感染过新冠病毒或接种新冠疫苗产生了抗体，有利于对病例感染状况进行确认。

## 63 哪些人需要做新型冠状病毒核酸检测?

社区居民根据需要"愿检尽检",不再开展全员核酸筛查。对有关就诊人员和住院患者、养老机构、社会福利机构等工作人员和被照护人员、社区重症高风险人员等开展抗原或核酸检测。

## 64 自我抗原检测应该怎么做?

(1)洗一洗:自测前先用肥皂或者洗手液,清洗双手。

(2)看一看:仔细阅读说明书,打开新冠病毒抗原检测试剂。试剂包括三个部分:抗原提取液、鼻咽拭子、新冠病毒抗原检测卡。

(3)捅一捅:拿起鼻咽拭子,注意不要用手触碰到拭子的头部。头微仰,将拭子紧贴鼻腔皮肤沿一侧鼻孔的底部进入鼻腔1～1.5厘米深,沿鼻腔内壁旋转4圈,然后在另一侧鼻腔进行相同的操作。单侧操作需持续15秒以上。

(4)转一转:将鼻咽拭子放置于提取液中,挤压管壁的同时旋转鼻咽拭子10次,使拭子与提取液充分混合。拿出拭子前,用管壁挤干鼻咽拭子。

（一）抗原自测前准备

1.洗手　　2.阅读说明书　　3.检查试剂情况　　4.确认检测环境
　　　　　　　　　　　　　　（拭子、采样管、检测卡）（检测卡平放于清洁处）

  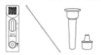 

（二）样本采集

1.取出鼻拭子　　2.样本采集
　　　　　　　　（拭子深入鼻腔内1～1.5 cm，每侧旋转4～5圈，过程
　　　　　　　　至少15 s；成人可自采，儿童由成人采样）

（三）抗原检测

根据相应试剂说明书完成样本检测，等待一定时间后进行结果判读

（四）结果判读

根据相应试剂说明书进行判读

1.阳性结果　　　　　　　2.阴性结果　　　　　　　3.无效结果
（"C"和"T"处均显示　　（"C"处显示出红色或　　（"C"处未显示出红色
出红色或紫色条带，条带　紫色条带，"T"处未显　　或紫色条带，无论"T"
颜色可深可浅）　　　　　示条带）　　　　　　　处是否显示条带）

　　（5）滴一滴：将混合好的抗原提取液滴入检测卡的样
本孔中，滴入 3～4 滴，静置 15 分钟等待结果。

（6）读一读：如果仅在检测卡字母"C"的位置出现了一道横杠，代表新冠病毒抗原检测结果为阴性。如果在字母"C"和"T"的位置同时出现两道横杠，代表新冠病毒抗原检测结果为阳性，根据自身情况选择居家隔离或前往医院就诊。

（7）包一包：所有使用过的器具不要随意丢弃，应统一放入密闭袋中，丢进有盖的垃圾桶中。

## 65 居家的新型冠状病毒感染者如何做到对症治疗？

无症状感染者无需药物治疗；如出现发热、咳嗽等症状可居家处置或口服药品对症处理。服药时，需按药品说明，避免盲目使用抗病毒药物。如患有基础疾病，在病情稳定时，无需改变正在使用的基础疾病治疗药物剂量。有需要时可联系基层医疗卫生机构医务人员或通过互联网医疗形式咨询相关医疗机构。

## 66 市面上有哪几种口罩可供选择？

佩戴口罩是预防呼吸道传染病的有效方法，既保护自己，又保护他人。目前市面上有多种口罩可以选择，不同的口罩有着不同的适用范围，都有一定的防护效果。

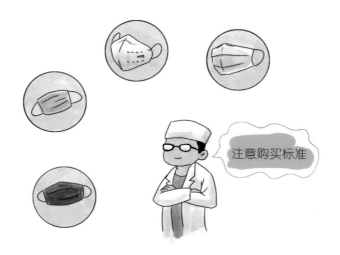

（1）民用卫生口罩：适用于日常环境中普通人群阻隔飞沫、花粉、微生物等颗粒物传播。在购买民用卫生口罩时，请认准包装带上"T/CNTAC 55－2020""T/CNITA 09104－2020"字样。

（2）一次性使用医用口罩：适用于普通医疗环境，阻隔口腔和鼻腔呼出或喷出的污染物。在购买一次性使用医用口罩时，需要注意包装上是否有"YY/T 0969－2013"的字样，有该字样的才是符合行业标准的一次性使用医用口罩。

（3）医用外科口罩：适用于临床医务人员在有创操作等过程中佩戴。符合医用外科口罩行业标准的口罩在包装上会印有"YY 0469－2011"字样。

（4）医用防护口罩：适用于医疗工作环境下过滤空气中的颗粒物，阻隔飞沫、血液、体液、分泌物等。购买医

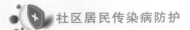
用防护口罩时，请认准"GB 19083－2010"字样。

（5）自吸过滤式防颗粒物呼吸器（俗称 N95 口罩）适用于防护各类颗粒物，包括粉尘、烟、雾和微生物。购买 N95 口罩时，请认准"GB 2626－2006"字样。

## **67** 平时应该选择什么样的口罩？

公众应根据不同疫情风险等级和所处环境选择适宜防护级别的口罩，不必过分追求高防护级别，做到科学选戴口罩，既达到防护效果，又避免资源浪费。大部分情况下，佩戴一次性使用医用口罩已经足够。对于需要与不同人群频繁接触的人员，如农贸集市人员、公共交通人员、窗口服务人员等在岗期间尽量选择医用外科口罩。

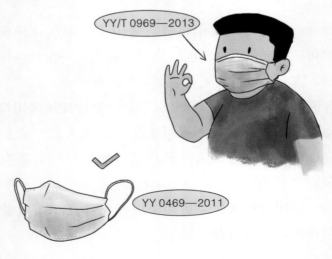

**68** 在人群密集的室内场所应如何做好个人防护？

在办公室、会议室、超市、商场、学校等人群密集的室内场所应注意开窗通风，保持个人卫生，勤洗手。如果自己处于呼吸道传染性疾病的发病期，应佩戴好口罩，注意咳嗽礼仪。

**69** 怎样正确佩戴口罩？

以医用外科口罩为例：

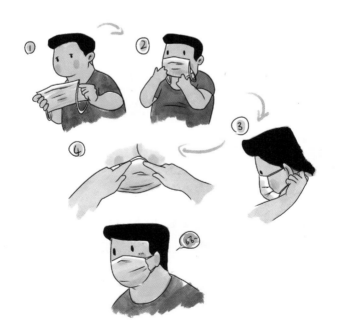

第一步，确认口罩蓝色部位朝外。

第二步，用口罩罩住鼻、口、下巴。

第三步，将口罩系带（或耳挂）系（或戴）在耳后。

第四步，双手指尖放在鼻夹上，将最上方的鼻夹压死。

第五步，调节口罩的松紧。

## 70 佩戴口罩前需要洗手吗？

在佩戴口罩前、脱除口罩后都应该洗手。

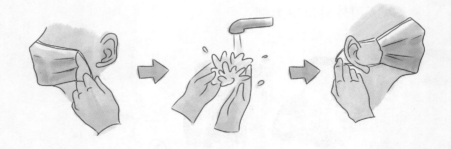

## 71 佩戴口罩时需要注意什么？

佩戴口罩时应注意正反和上下，口罩应遮盖口鼻，调整鼻夹至贴合面部。佩戴过程中，应避免用手触摸口罩内外侧。

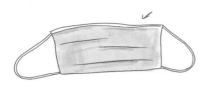

注意口罩正反和上下

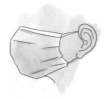

口罩应遮盖住口鼻，
佩戴时调节鼻夹

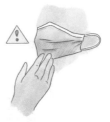

避免用手接触
口罩内外侧

**72** 佩戴口罩有不适感时，是否还应该继续佩戴？

如果在佩戴口罩时感觉到有呼吸不畅或头晕等不适症状，就要及时更换口罩或停止佩戴。

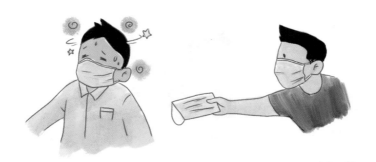

**73** 口罩的外层可以触摸吗？如果碰到了该怎样处理？

不管是口罩的内层还是外层，在佩戴后应尽量避免触摸，若必须触摸口罩，在触摸前后都要彻底洗手。

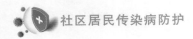
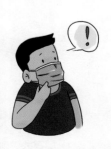

尽量避免触摸口罩内外侧

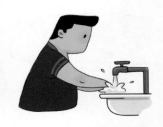

触摸前后请彻底洗手

## 74 口罩戴多久就需要更换？

一次性口罩一般 4 小时就需要更换。此外，口罩在弄湿或弄脏时应及时更换。

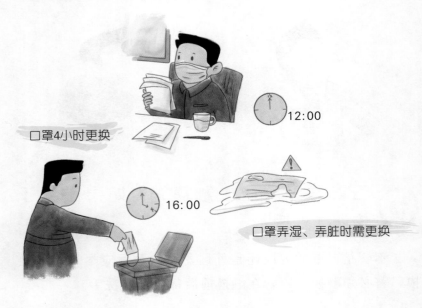

口罩4小时更换

12:00

16:00

口罩弄湿、弄脏时需更换

## 75 怎样正确地摘口罩?

以医用外科口罩为例:

第一步,洗手后,把口罩的系带(或耳挂)从双耳解开(或摘下)。

第二步,尽量避免触摸口罩污染区(外表面),将口罩由内向外翻折。

第三步,放入袋子密封好或者折叠捆好。

第四步,将摘下的口罩弃置于有盖垃圾桶内,然后立即清洁双手。

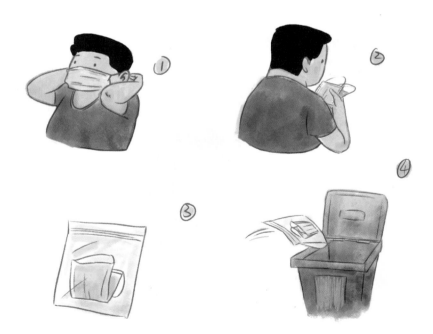

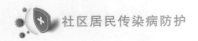
## 76 口罩如何保存和清洁?

需重复使用的口罩,使用后悬挂于清洁、干燥的通风处,或将其放置在清洁、透气的纸袋中。口罩需单独存放,避免彼此接触,并标识口罩使用人员。备用口罩建议存放在原包装袋内,如非独立包装可存放在一次性使用食品袋中,并确保其不变形。口罩出现变湿、脏污或变形等情况后需及时更换。健康人使用后的口罩,按照生活垃圾分类的要求处理即可。

## 77 佩戴多个口罩会更加安全吗?

不会。佩戴多个口罩不能增加防护效果,反而增加呼

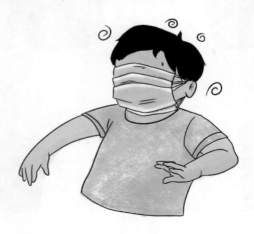

吸阻力，并可能破坏密合性，给各种病原微生物可乘之机，因此佩戴一个就好。

## 78　有必要对口罩进行清洗、消毒吗？

没有必要。目前均无证据证明对口罩的清洗、消毒等措施是有效的，使用后丢弃到指定位置就可以了。

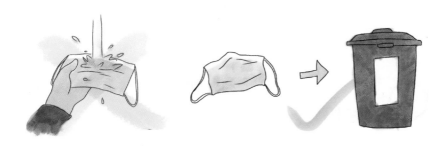

## 79　一般人群需要戴护目镜吗？

普通公众没有必要戴护目镜。护目镜是比较特殊的专业防护用品，主要适用于与新型冠状病毒感染患者有密切接触的各类医疗卫生人员。

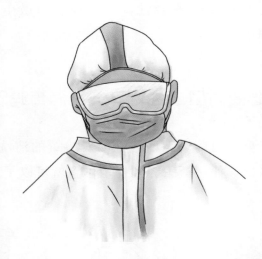

## 80 佩戴眼镜可以降低新型冠状病毒感染风险吗?

新冠病毒的两个主要传播途径是呼吸道飞沫传播和接触传播。佩戴框架眼镜,可以阻挡部分飞沫飞溅,也能在大家习惯性揉眼睛的时候阻挡一下,也就部分阻断了这两个传播途径。但是,如果"取下眼镜"时揉眼睛,便又会有感染风险。所以,并不是戴了眼镜就可以降低感染的风险,而勤洗手、保持社交距离、戴口罩、养成良好个人卫生习惯才是减少感染风险的有效措施。

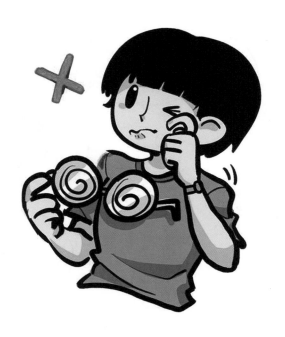

## 81 日常生活中哪些时候需要洗手？

在外出归来、戴口罩前及摘除口罩后；接触过鼻涕、唾液和泪液后；咳嗽打喷嚏后；准备食物之前、其间和之后；饭前，便后；接触过公共设施或物品（扶手、门把手、电梯按钮、钱币、快递等）后；去医院或接触患者后；手脏时；接触动物之后等均需要洗手。

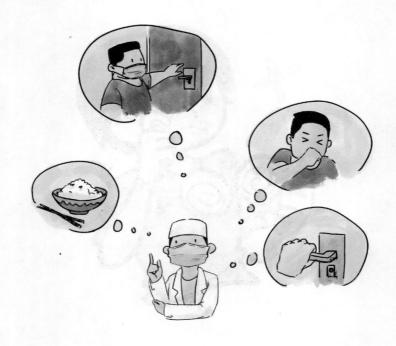

## 82 怎样洗手才能洗干净？

（1）在流动水下，淋湿双手。

（2）取适量肥皂、香皂或洗手液等清洁用品，均匀涂抹至整个手掌、手背、手指和指缝。

（3）认真搓双手至少 20 秒，具体操作顺序为洗手掌、洗背侧指缝、洗掌侧指缝、洗指背、洗拇指、洗指尖、洗手腕手臂（内－外－夹－弓－大－立－腕）七步。

（4）在流动水下彻底冲净双手。

（5）捧起一些水，冲淋水龙头后再关闭水龙头（如果是感应式水龙头不用做此步骤）。

（6）用清洁毛巾或纸巾擦干双手，也可以用吹风机吹干。

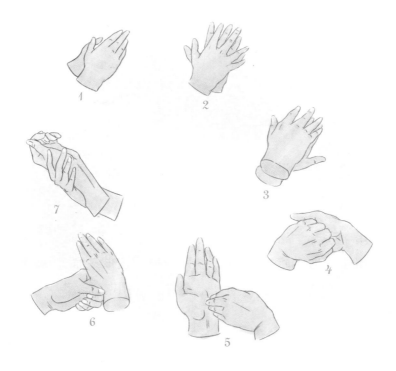

**83** 如果没有洗手设施，该怎样清洁手部？

没有洗手设施时，可使用手消毒液进行手部清洁，之

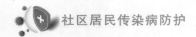

后尽快洗手。

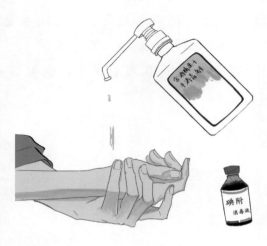

## 84 含醇类消毒剂（75%酒精等）应该怎么使用？

用于手部消毒：喷洒均匀后揉搓手部1～2遍。

用于皮肤消毒：涂擦完整无破损的皮肤表面1～2遍。

用于小物件消毒（手机、钥匙、门卡、眼镜）等：擦拭1～2遍。

需格外注意的是，禁止用酒精进行全身喷洒，以及在密闭的环境内对空气进行酒精喷洒，防止发生燃烧等事故。

## 85 含氯类消毒剂（84 消毒液）应该怎么使用？

用于物体表面消毒：湿式擦拭，如有需要可在擦拭完之后，用清水抹布擦拭，防止消毒液残留。

84 消毒液不能与其他清洁剂混合使用，会产生氯气，危害身体健康。

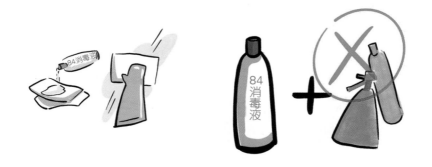

## 86 咳嗽、打喷嚏时该怎样做？

（1）咳嗽或打喷嚏时，一定不要面对别人，可转过头，用纸巾或手肘内侧捂住口鼻。这也是对他人尊重和文明的一种表现。

（2）把咳嗽或打喷嚏时用过的纸巾放入有盖的垃圾桶。

（3）咳嗽时捂住口鼻的手，要用洗手液（肥皂）在流动水下清洗。

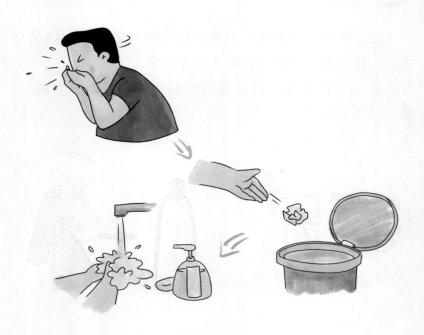

## 87 使用公共洗手间应注意什么？

（1）如厕前先洗手，不要用手直接接触卫生间门把手，随身携带的包和其他物品尽量不接触卫生间的地面、墙面和门板，可以挂在脖子或肩上。

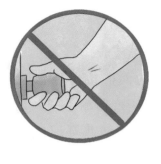

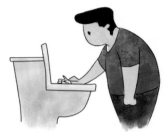

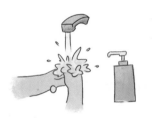

（2）便池使用前冲一遍，如果是坐式马桶，使用一次性马桶垫或用湿纸巾擦拭马桶圈，也可放卫生纸垫在马桶圈上，不要蹲站在马桶上，以免摔伤或造成破坏。

（3）如厕时，不要吸烟。

（4）如厕后，冲水后要认真洗手。

## 88 预防水痘需要注意什么？

水痘最有效的预防措施即为接种水痘疫苗，此外流行期间减少去人群聚集处，戴口罩，勤洗手，经常开窗通风。

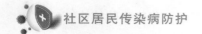

## 89 预防风疹需要注意什么?

对儿童及风疹缺乏免疫力的人群接种风疹疫苗是最有效的预防风疹的方法。接种风疹疫苗后,95%以上的人可产生抗体,可长达20年。所有的幼儿都应该接种风疹疫苗。

## 90 预防流行性腮腺炎需要注意什么?

18~24月龄儿童应常规接种麻疹-腮腺炎-风疹联合疫苗(MMR)。此外流行期间减少去人群聚集处,戴口罩,勤洗手,经常开窗通风。

## 91 什么是手足口病?

手足口病是由肠道病毒引起的传染病,引发手足口病的肠道病毒有20多种(型),其中以柯萨奇病毒A16型(Cox A16)和肠道病毒71型(EV 71)最为常见。该病多发生于5岁以下儿童,表现为口痛,厌食,低热,手、足、口腔等部位出现小疱疹或小溃疡。多数患儿1周左右自愈,少数患儿可引起心肌炎、肺水肿、无菌性脑膜脑炎等并发症。个别重症患儿病情发展快,导致死亡。目前缺乏有效治疗药物，主要对症治疗。手足口病感染途径包括消化道、呼吸道及接触传播。

 **预防手足口病需要注意什么？**

在日常生活中，预防手足口病需要注意以下几点：

（1）养成良好的卫生习惯与饮食习惯，饭前便后及外出后要洗手、不喝生水、不吃生冷食物。

（2）做好室内室外的卫生清洁工作，室内勤通风换气、洗晒衣物，避免带孩子去大量人群聚集的公共场所。

（3）每天对幼儿用品及时消毒，对于幼儿的玩具、生活用品等要及时清洗、消毒。

（4）提高幼儿免疫力，注意食谱的合理性，注重营养搭配，多带孩子出去运动、晒晒太阳，保证孩子充足的休息。

此外，托幼机构还需要做好晨检工作。每日晨检中要仔细检查幼儿的身体情况，询问幼儿有无不适，若发现身体不适的幼儿要及时隔离并送医。

插　　图　邹鑫伟　臧子依　洪芳蓉

参考资料　人民健康网

湖北省卫生健康委员会官网

# 第三篇

# 不同人群的防护

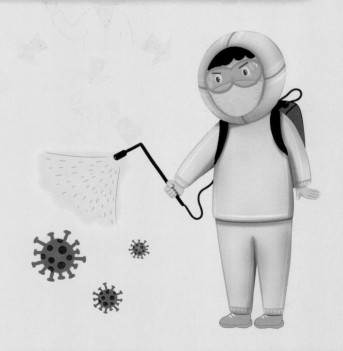

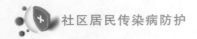

## 93 哪些人是传染病的特殊人群?

老年人、儿童、孕产妇、残疾人及有基础疾病者等都是传染病的特殊人群。

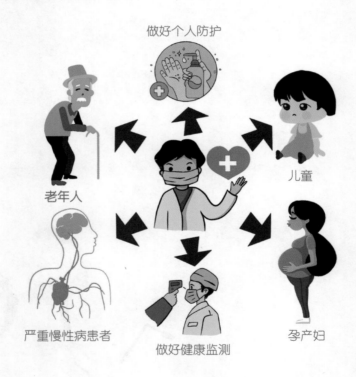

## 94 有些老年人患有基础疾病，该怎样保证自己按时得到治疗？

患有基础疾病的老年人或者严重慢性病患者需长期服药，不能擅自停药。可定期去附近的社区卫生服务机构就医开药或者经医生评估后可以开长处方，减少就医开药的次数。此外，如果感到突然头痛、头晕、胸闷、憋气、心慌、上腹部疼痛、恶心、呕吐、全身乏力时，应拨打"120"电话或联系家属，及时前往医院就诊。切忌擅自用药，以免耽误病情。

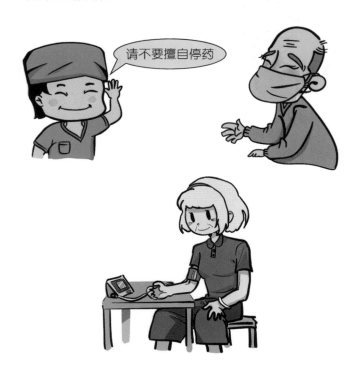

请不要擅自停药

**95** 一些老年人患有心肺疾病，在戴口罩时需要特别注意吗？

患有心肺疾病的老年人或者其他严重慢性病患者应在医生的专业指导下选择和佩戴口罩。如果因为口罩问题导致心肺疾病加重就得不偿失了。

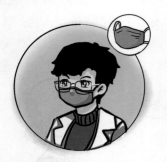 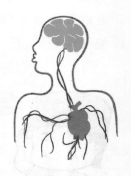

需要医生专业指导

**96** 老年人接种新型冠状病毒疫苗时应该注意什么？

老年人如果有基础疾病，建议在疾病的稳定期接种新冠疫苗，有些老年人若不能自行判断，建议请接种点的医生进行评估。

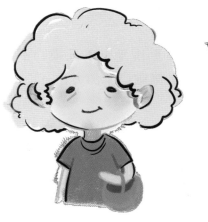

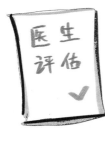

## 97 儿童容易患哪些传染病？

儿童易患手足口病、流感、麻疹、水痘、腮腺炎、痢疾等多种传染病。

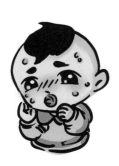 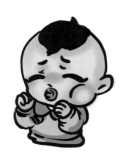 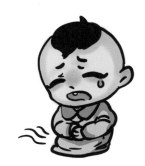

## 98 家长可以为孩子的个人防护做些什么？

（1）家长可以督促儿童勤洗手、不乱摸、不吃手、不揉眼睛。教孩子正确洗手、佩戴口罩的方法。

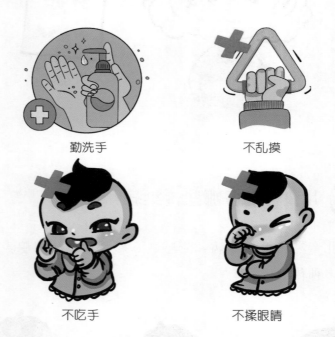

勤洗手　　　　　　　　不乱摸

不吃手　　　　　　　　不揉眼睛

（2）儿童的日常生活用品应单独使用。

（3）外出时，家长应合理规划行程，选择人少、通风良好的地方玩耍，尽量不去人员密集、通风不良的场所。避免让儿童直接用手触摸公共物品表面，触摸后需及时洗手。

（4）儿童房间保持整洁，经常开窗通风，避免长时间停留在空调房中。

（5）准备好儿童专用口罩。儿童患有呼吸道疾病期间，尽量减少外出，如需外出，应正确佩戴口罩。

（6）家长要引导儿童注意用眼卫生，减少看手机、电脑的时间，预防儿童近视。

（7）鼓励儿童多做室外运动，不挑食，不偏食，规律作息，养成良好生活习惯。

（8）带儿童到医院就诊或接种疫苗时，尽量缩短停留时间，回家后及时洗手。

（9）当家长或看护人出现发热、干咳、咽痛等症状时，应及时就医，避免与儿童接触。

## 99 孕产妇如何做好自我健康管理？

每日做好自我健康监测。定期监测体重变化、胎动情况，有无腹痛、阴道出血等症状。可用线上就诊方式，与产检医生保持联系。

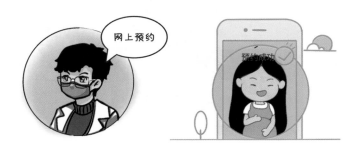

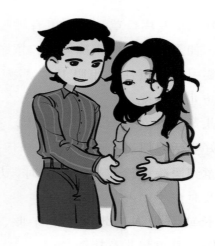

## 100 孕妇需要做哪些传染病相关的筛查？

艾滋病、梅毒和乙肝、丙肝可母婴传播，会导致胎儿感染，故孕检需行相关疾病筛查。

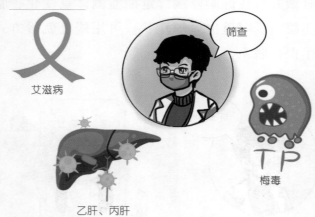

艾滋病

筛查

乙肝、丙肝

TP
梅毒

**101** 孕妇可以随意用药吗？

　　不可以。某些药物可能会对母亲和胎儿健康造成不良影响。为了下一代，请在医生指导下合理用药，既不要擅自用药，也不要因过度担心药物对胎儿的影响而拒绝服用必需的药物。

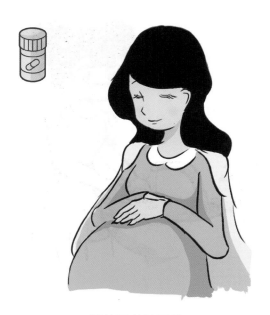

用药要遵从医嘱

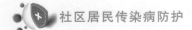
## 102 在校内学习生活，如何预防感染？

　　遵守学校的相关疫情防控规定。科学佩戴口罩，宿舍内保持空气流通，常备口罩、手消毒液等物资，勤洗手。在食堂内错峰用餐。有身体不适症状应及时向老师上报，及时就医。

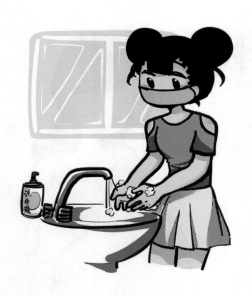

## 103 老师可以做些什么保障学生在校安全?

老师可以及时分享信息给学生及家长,让他们了解学校在传染病防控方面所做的工作和学校的应急预案,监督学校做好清洁和消毒。以身作则,引导学生养成良好的卫生习惯。观察学生的情绪和心理状况,如发现有任何异常情况,及时通知校医。每天监测学生的身体状况等。

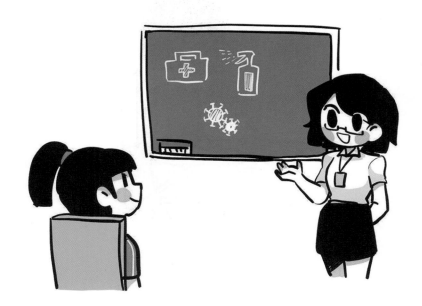

## 104 如何保护孩子视力?

（1）读写姿势要正确，一尺一拳加一寸。

阅读书写时桌椅高度要合适，做到书本离眼一尺，胸口离桌一拳，握笔手指离笔尖一寸，不躺在床上或沙发上学习。

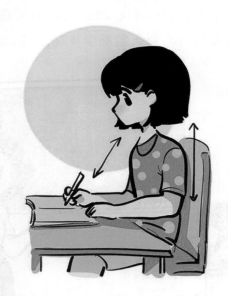

（2）纸质读物要选好，字体大小要合适。

纸质阅读材料的字体不宜过小，材质尽量不要有反光，保证阅读舒适。

（3）线上学习要大屏，安全距离把眼护。

尽量选择屏幕较大、分辨率较高的电子产品，减少用眼不适和疲劳。建议的优先顺序为投影仪、电视、电脑、平板电脑，最后为手机，最好选择将课程投影到大屏幕或链接到较大屏幕的电视上。

（4）视频时间要节制，家长一起来督促。

记住"20－20－20"口诀。观看电子屏幕的最佳用眼习惯是看屏幕 20 分钟后，要抬头眺望 6 米外远处至少 20 秒钟以上。

建议线上每节课课后休息至少 15 分钟，休息期间要让眼睛眺望远处的风景或物体（或做眼保健操）。

建议课间眺望远处物体，使眼睛得到休息。

在使用电子设备上课过程中，尽量有意识地多眨眼，每分钟眨眼多次，并且要稍微用点劲将眼睛完全闭上再睁开，保证泪液充分湿润眼睛。

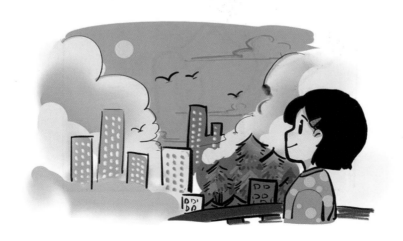

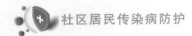

（5）照明光线要充足，光线不够台灯凑。

学习应在光照充足的房间进行，房间光线不足时应打开房间顶灯和台灯。使用的电子设备屏幕亮度应与环境亮度相适应。如果电脑靠近窗户，应保持电脑屏幕背向窗户，避免强光直接照射屏幕，减少屏幕反光。

（6）体育锻炼要保证，沐浴阳光不能少。

坚持进行多种形式的户外活动和体育锻炼。中小学生需要每天户外活动 2 小时，每周 14 小时，幼儿每天 3 小时以上。

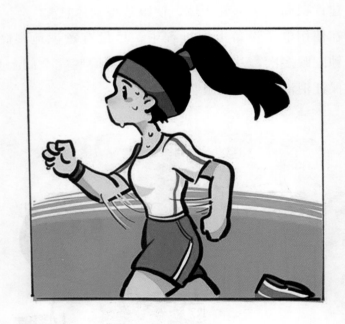

（7）饮食营养要均衡，睡眠时间要充足。

家长要督促孩子保持健康规律的生活方式。多吃含钙的食物，最好的钙源是乳制品，包括牛奶、酸奶、奶酪等。多食富含维生素 $B_2$ 的食物，如动物心脏和肝脏、瘦肉、蛋、乳、多种绿叶蔬菜和水果等。每天保证充足睡眠时间，小学生 10 小时，初中生 9 小时，高中生 8 小时。

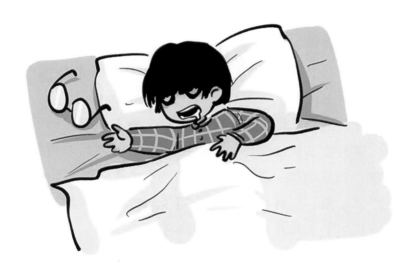

## 105 厨师怎样做好个人防护？

持健康证上岗，工作期间加强手部卫生，用洗手液（或肥皂）在流动水下洗手，或用速干手消毒液揉搓双手。目前常用的速干手消毒液以酒精也就是乙醇为主要成分，它的挥发性比较好，如果采用了速干手消毒液洗手，则建议静待消毒液完全干之后，再接触入口食品。速干手消毒液不能完全代替流动水洗手，手部有肉眼可见的污渍时，最好用流动水洗手。

此外，厨师工作时应保持个人卫生和工作服帽的整洁干净。规范食品加工制作过程，不同类型的食品原料要分开储存、分开加工；烹饪过程要做到生熟分开、烧熟煮透。严禁宰杀、烹饪野生动物或生病禽畜。做好餐（饮）具、食品加工工具和用具的清洁消毒。

对于需要处理冷链食品的厨师，需要做到保持厨房及用具的整洁，处理食材前后务必要洗手，必要时可以集中在下班时对环境及餐具炊具进行消毒处理。在烹调冷冻海鲜产品时，应做到烧熟烧透（开锅后再保持10～15分钟）。

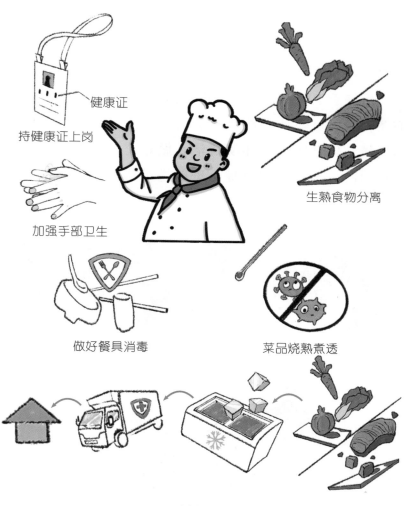

健康证

持健康证上岗

加强手部卫生

做好餐具消毒

生熟食物分离

菜品烧熟煮透

冷链运输

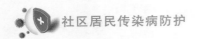
## 106 企业职工怎样做好个人防护？

做好手卫生，触摸公共设施或他人物品后及时洗手，有条件时，可随身携带速干手消毒剂揉搓双手。做好办公区域和休息区域的环境清洁，做好垃圾分类回收，个人使用的垃圾桶应在每日下班前进行清理。每周至少清洁一次工位，包括桌面、扶手、座椅等。

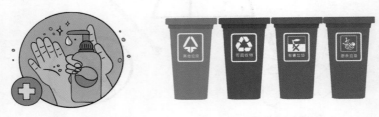

做好手卫生　　　　　　　做好垃圾分类

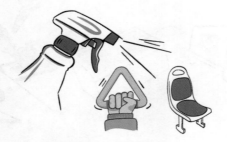

每周至少清洁一次工位

## 107 海关（边检、卫生检疫）人员怎样做好个人防护？

提高个人防护意识，了解工作中可能遇到的风险和防护措施。根据国家定期发布的疫情防控要求，动态调整个人防护用品。做好手卫生，用洗手液（或肥皂）流动水下洗手或用速干手消毒剂搓揉双手。定期对工作台、物证查验设备和计算机键盘等进行清洁消毒。

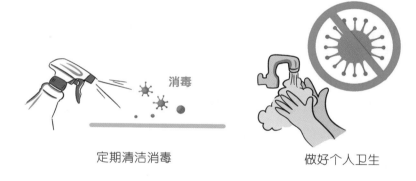

定期清洁消毒　　　　　　　做好个人卫生

## 108 公共交通人员，如公共交通司机、乘务员等怎样做好个人防护？

持证上岗，并确保身体状况良好。根据国家定期发布的疫情防控要求，动态调整个人防护用品。每日出行载客前应对车辆内部进行清洁消毒，对车门把手、方向盘和车内扶手等部位每天定期清洗消毒。

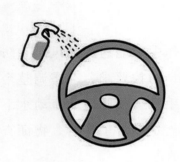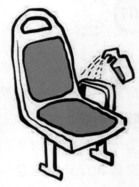

定期清洗消毒

## 109 快递员怎样做好个人防护？

上岗时应统一着装，并保持干净整洁。有条件的可随身携带速干手消毒剂，在配送物品前后进行手消毒。根据国家定期发布的疫情防控要求，动态调整个人防护用品。

## 110 保安怎样做好个人防护？

做好值班室、集体宿舍等清洁，保持干净整洁，及时清理垃圾，必要时进行预防性消毒。做好手卫生，有条件时可配备速干手消毒剂揉搓双手。保持工作服干净整洁，定期洗涤，必要时消毒处理。

##  环卫工人怎样做好个人防护？

　　工作时注意手卫生，勤洗手，及时清洁作业工具和垃圾收运工具，并定期消毒。上岗时，应穿工作服，并定期清洗消毒工作服。避免徒手捡拾。

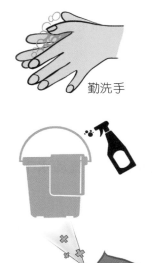

勤洗手　　　　　　避免接触眼、口、鼻

及时清洁作业工具

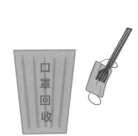

避免徒手捡拾

## 112 保洁员怎样做好个人防护？

上岗时统一着装，工作服保持干净整洁，定期清洗，必要时进行消毒处理。每日保洁工作结束后，及时对抹布、喷壶等清洁工具进行清洗消毒处理。人员密集的场所，应错峰进行清洁。在对会议室、办公室、卫生间等环境进行清洁时，对高频接触的物体表面（如桌面、扶手、座椅、公用设备等）增加清洁消毒频次，并做好记录。

## 113 服务员怎样做好个人防护？

上岗时统一着装，工作服保持干净整洁，定期清洗消毒。工作期间加强手卫生，用洗手液或肥皂在流动水下洗手，或用速干手消毒剂揉搓双手。

插　　图　马川淏　付紫怡　刘百捷　道尔吉　岳禹同
参考来源　中国疾病预防控制中心官网
　　　　　湖北省卫生健康委员会官网

第四篇

# 常见心理问题的防护

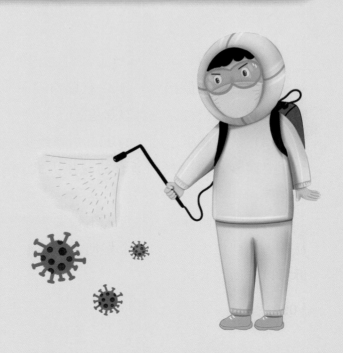

## 114 如何帮助居民克服焦虑情绪?

（1）避免过分关注。当焦虑情绪发生时，不要对自己的焦虑情绪过分关注，应当将注意力投入自己的工作中去。从工作中寻找乐趣，发现工作的意义，看到力量与正能量。

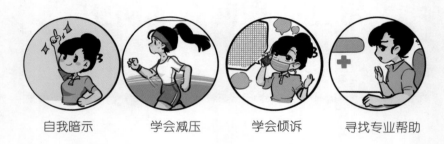

自我暗示　　　　学会减压　　　　学会倾诉　　　　寻找专业帮助

（2）学会自我暗示。当感到焦虑时可以这样自我暗示——"焦虑就像感冒，很快就能自己好的"。这种自我暗示有利于放松自己，克服焦虑。

（3）学会减压。过大的压力是导致焦虑情绪出现的一个主要因素，应当找到适合的减压方式，比如看电视剧、插花等。

（4）学会倾诉。一些令人不快的事情憋在心里，很容易让人感到焦虑。不如找个好朋友吐露心中的不愉快，倾诉可以帮助克服焦虑。

（5）寻求专业帮助。如果感到持续的焦虑，始终难以自我缓解，可以主动寻找心理咨询机构或者医院，寻求专业人员的帮助。

## 115　如何帮助居民克服恐病疑病情绪？

（1）科普疫情知识、获取正确信息。认真观看电视节目和主流媒体关于新冠病毒的报道，了解病毒性质，对疫情做到"心中有数"。另外，在报道越来越多的情况下，应适当关注此事，不因频繁报道而产生恐慌心理。要化恐慌为认真、科学、适度的个人防护。只要认真做好防护了，就不必再有过多的担心。

（2）进行自我情绪调节，自我放松减压。可以开展适当的运动，如做健身操、打太极拳、练习八段锦等。

（3）建立人际连接。可以用电话、短信、微信或视频方式加强与亲友的交流，从他们那里获取支持，汲取温暖和力量。

（4）去做更有价值感、更有意义的事情。克服自己的恐惧，去做建设性工作的时候，会有更多的自我肯定，也能够增加对环境的控制感。

## 116 居家常用的心理减压方法有哪些？

（1）积极暗示法。有意识地利用语言、动作、回忆、想象及周围环境中的各种物体等对自己实施积极暗示，可以消除负性情绪，减缓心理紧张，使心理保持平静和愉快。如背诵名人名言、回味成功经历、精心打扮自己等。

（2）放松法。摆好舒适的姿势，排除杂念，闭目养神，尽量放松全身肌肉，采用稳定的、缓慢的深吸气和深呼气方法，有解除精神紧张、压抑、焦虑、急躁和疲劳的功效；吸气时双手慢慢握拳，微屈手腕，最大吸气后稍屏息一段时间，再缓慢呼气，全身肌肉呈松弛状态，确定适合自己的频率来重复呼吸。

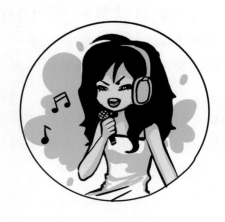

（3）幽默法。这是心理环境的"调节器"，可用幽默化解困境，维持心态平衡。

（4）宣泄法。宣泄是人的一种正常的心理和生理需要。你悲伤忧郁时不妨向朋友倾诉；也可以进行一项你所喜爱的活动，如在家唱歌、跳舞等。

（5）音乐法。出现不良心理情绪时听一听音乐，做一次心理"按摩"，优美动听的旋律可以起到调适心情和转换情绪的效果，会让你放松紧张焦虑的情绪，心情愉悦。

（6）阅读法。阅读自己喜欢的图书，观赏优美的影视节目，容易唤起愉快的生活体验，释放紧张，排解忧郁。

## 117 疫情后我感觉自己越来越睡不好了，怎么办？

疫情后不少居民产生了睡眠问题，主要表现为入睡困难、睡眠不深、睡眠时间缩短、易醒、醒来后再入睡困难，严重者可发展为睡眠障碍，白天精神差，社会功能受损。

克服睡眠问题的方法：

（1）心理调节法。别把能否睡着太当回事。睡眠也是人身体的自然反应，困了就想睡觉，不要人为地去控制它，越让自己别想了，自己就越发胡思乱想，停不下来，应该采取顺其自然的态度。当你不控制情绪和思维时，也许反倒能自然而然地入睡。

（2）行为调节法。上床后，如果感到脑子特别清醒，毫无睡意，就立即起床工作，直到感到有些倦意时，再关灯上床。入睡后，如果中途醒来，不要睁开眼睛，轻轻地翻个身再睡，不要开灯看表。

（3）食物调节法。如睡觉之前喝一杯热牛奶，有助于睡眠。

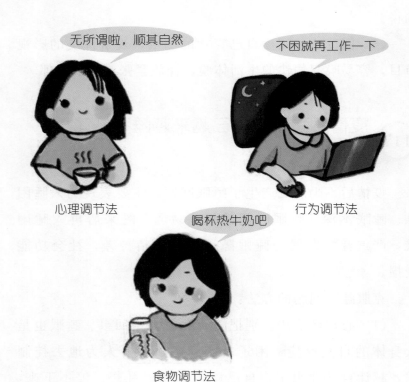

心理调节法

行为调节法

食物调节法

**118** 有发热但不愿公开就医人群会有哪些心理症状？该怎么做？

怕被误诊、怕在就诊过程中被感染，或出现缺乏认识、回避、忽视和焦躁情绪。家人要解释劝导，进行知识宣教，帮助他们消除恐惧，正确认识疾病，抛除羞耻感。居家期间，家庭成员应给予照顾，密切观察病情的变化。

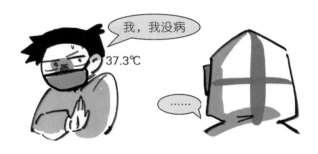

**119** 如果怀疑自己感染了传染病怎么办？

如果无发热且自觉症状很轻，可以先进行电话咨询，也可通过互联网、微信等方式接受专业医生的在线问诊，根据问诊医生的建议，选择居家自我照护或者前往医院就诊。

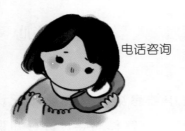
电话咨询

网络在线问诊

### 120 如果怀疑亲朋好友感染了传染病怎么办？

亲朋好友如果已出现发热、咳嗽等自觉症状，应建议对方立即戴口罩，尽早到就近的定点医疗机构就诊，积极接受专业指导。

### 121 如果自己感染了传染病，该怎样调节生活状态？

1）正视现实，保持平常心。任何人都有可能感染传染病，且大多可以得到有效控制，甚至治愈，因此完全不必要有自鄙、自卑、过度悲伤的心理。应正视自己已感染这一事实，正确对待传染病，保持乐观的情绪，积极配合治疗。

2）维持规律作息，合理安排生活，追求内心充实。

（1）保持生活自理能力。若为轻症患者，应在日常生活中尽量保持自理能力，安排好自己的生活内容，与家人

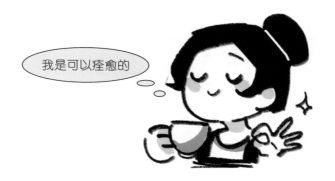

保持融洽的关系，认识到自己存在的价值，积极调节自己的情绪。

（2）保持正常的作息。饮食正常，多喝水，选择合适的锻炼方式，避免吸烟、饮酒、熬夜等不利于健康的生活方式，增强免疫力。

（3）保持良好的自我感觉。保持良好的自我感觉是很重要的。应该坚信自己依旧是过去的自己。不管别人怎样看，要尽量使自己融入社会和家庭之中，显示出自己仍是他们中负责任的一员，永远保持希望，追求内心的充实。

3）保持良好的社会关系。如果有条件，可以与其他患者建立联系，相互诉说内心的感受，宣泄一下情绪和交流保养身体的心得。这样既可以结交新朋友，了解更多有用的信息，又有利于使自己重新树立生活的信心。相信自己并不孤独，社会上有许多人，尤其亲属和朋友都在关心和帮助自己。

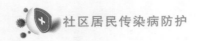

## 122 如果家庭成员感染了传染病，该怎样应对心理焦虑？

（1）多与家人或朋友交流，舒缓不良情绪，也要帮助家人或朋友处理不良情绪，做到自助与助人。

（2）及时寻求专业帮助。关注自己和家人的情绪状态，如果负性情绪持续时间比较长，影响到正常生活，自己无法解决，应及时寻求精神卫生、心理健康专业人员的帮助。

## 123 如果因传染病无法进行正常社交，该怎样科学应对？

1）维持规律作息，合理安排生活，追求内心充实。

（1）保持正常的作息，饮食正常，多喝水，选择合适的锻炼方式，避免吸烟、饮酒、熬夜等不利于健康的生活方式，增强免疫力。

（2）安排好生活内容，有计划地做一些让自己感到愉悦的事情，比如听音乐、看书、与家人或朋友聊天、在家办公和学习、做家务等。

（3）自己掌控生活的节奏，每天学一点新知识。

2）科学调适心理，摆脱负性情绪，保持平和心态。

（1）接纳负性情绪。认识到自己出现负性情绪是正常的，接纳自己的情绪反应，不自责，也不指责和抱怨他人。

（2）学习放松技巧。通过科学渠道学习深呼吸放松技术、冥想（正念）技术等，帮助自己缓解负性情绪；用好社会支持系统。

插　　图　　马川淏　付紫怡　田　园　李泽龙
参考资料　　肖劲松《新型冠状病毒感染的肺炎疫情心理创伤干
　　　　　　预手册》（试行）
　　　　　　肖劲松《新冠肺炎疫情期间心理工作手册》
　　　　　　"健康濉溪"微信公众号
　　　　　　湖北省卫生健康委员会官网

# 第五篇

# 居家防护

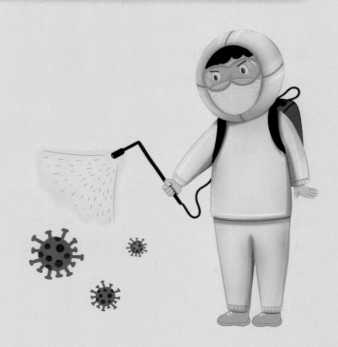

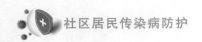

## 124 普通居家人员怎样预防呼吸道传染病？

呼吸道传染病绝大部分是通过呼吸道经飞沫传播的，预防呼吸道传染病的措施：

（1）对患者采取相对的隔离措施，减少外出，不要走亲访友和聚餐，减少到人员密集的公共场所活动，保持1米以上社交距离，必要时戴口罩。

（2）家庭配备体温计、医用外科口罩、家用消毒用品（如84消毒液）等物品。

（3）经常开窗通风，保持室内空气流通，每天清洁家居，保持家居环境和物品清洁卫生。

（4）做好个人防护，勤洗手，外出时戴口罩，不要随地吐痰，打喷嚏时要掩住口鼻。注意饮食均衡，多喝水，加强体育锻炼，增强体质。

## 125 接种疫苗可以预防呼吸道传染病吗？

可以。部分呼吸道传染病有相应的疫苗。目前我国已经将多种呼吸道传染病纳入国家免疫规划项目，如麻疹、风疹、百日咳、流行性脑脊髓膜炎等。在适当的年龄通过免疫接种可有效减少传染病的发生。

## 126 预防呼吸道传染病为什么要多喝水？

呼吸道病菌入侵人体，首先必须通过鼻黏膜"抵抗关"，尤其在秋冬季节气候干燥，空气中尘埃含量高，人体鼻黏膜容易受损，要多喝水，让鼻黏膜保持湿润，更好地抵御病毒的入侵。多喝水还有利于体内毒素清除，净化体内环境。

## 127 收取快递、外卖等外来物资时需要注意什么？

收取外来物资时，应用75％酒精或其他消毒液对外来物资外表面进行喷洒消毒。也可以用消毒湿巾对物体表面进行擦拭消毒。在收取物资后，还需要对双手进行消毒。

在未消毒、未充分暴露在太阳光下的情况下，避免做"扬洒""抖动"等容易使气溶胶二次悬浮的动作。

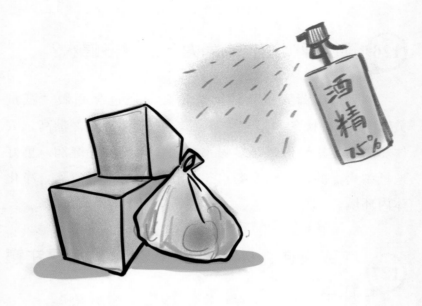

128 传染病流行期间，是否有必要在家中戴口罩？

普通公众居家、在户外，无人员聚集、通风良好时，原则上不需要佩戴口罩，以下情况除外：

（1）与出院康复人员、呼吸道传染病患者共同生活的人员，建议佩戴一次性使用医用口罩或医用外科口罩。

（2）个人患呼吸道传染病时应佩戴口罩，通常建议佩戴医用防护口罩或医用外科口罩，并与其他健康的家庭成员尽量保持 1 米以上距离。

（3）建议老人、婴幼儿和长期卧床不起患者的护理人员，在患呼吸道传染病时，暂停护理，必须护理时应佩戴医用外科口罩，并保持手卫生。

**129** "冰丝口罩" 能防病毒吗?

市面上的"冰丝口罩"等很多口罩是降温材质等制作而成，并不能起到有效的防护作用。在购买防护口罩时，一定要认准口罩外包装上的"一次性医用外科口罩"或"一次性医用防护口罩"的产品标识。

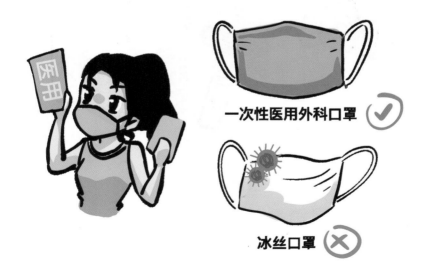

一次性医用外科口罩 ✔

冰丝口罩 ✗

**130** 普通家庭可以常储备哪些防疫物资？

体温计，酒精等消毒液，消毒湿巾，足量的口罩。条件允许的情况下也可以准备抗原检测试剂、家用空气消毒机等物资。

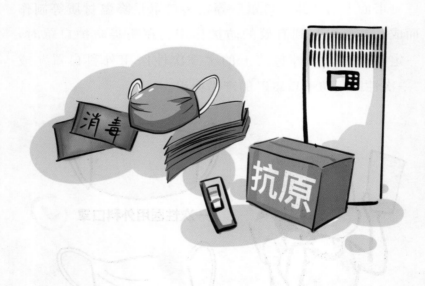

**131** 什么是消毒？消毒可以杀灭所有的致病菌吗？

消毒是指应用物理或化学的方法杀灭或清除传播媒介上的病原体，从而达到无害化的目的。消毒是相对的，不是绝对的，只要求把病原微生物的数量减少到无害的程度，并不要求把所有的病原微生物全部杀灭。

## 132 传染病流行期间，如何做好居家环境消毒？

普通的家庭无需消毒，以日常的清洁为主。以开窗通风、外来物品及高频次接触小物品的消毒为主，此外需要格外注意进门前、如厕后、餐前应洗手。

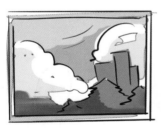

开窗通风

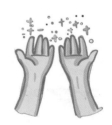

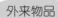

外来物品

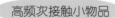

高频次接触小物品

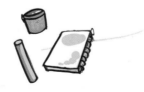

## 133 在家中可以采取哪些消毒措施？

可以采取煮沸消毒法（如餐具和婴幼儿奶具的消毒，在锅中煮沸 10～30 分钟）、日光消毒法（如将枕头、被褥等在日光下直接曝晒 6 小时，不可隔着玻璃窗）、擦拭消毒法（如用 84 消毒液擦拭家中的桌子、椅子、门把手、地面、被污染的墙面）等方法进行消毒。市面上同样有家用消毒柜，在选购的时候，请认准正规厂家。

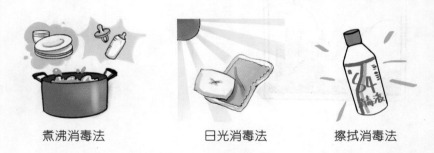

煮沸消毒法　　　　　　日光消毒法　　　　　擦拭消毒法

## 134 进行消毒时，可以选择何种消毒剂？

物体表面消毒可选择 84 消毒液、75％酒精，手消毒可以直接洗手或者使用含酒精的速干手消毒剂（浓度在 60％以上），皮肤消毒可选择 0.5％的碘附。但不局限于以上消毒剂，其他消毒剂根据其说明书来使用，比如二氧化氯消毒液等。

## 135 可以用饮用酒来当作酒精消毒吗？

不管是啤酒还是白酒，大部分酒的酒精浓度都不能达到有效杀菌的标准。

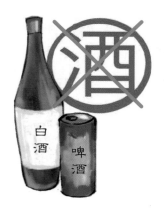

## 136 是否可以随意选用消毒剂？

部分消毒剂对某些病原微生物起不到杀灭作用，或者在家中使用会产生危险，须根据实际情况，参考消毒剂说明书谨慎选择和使用。

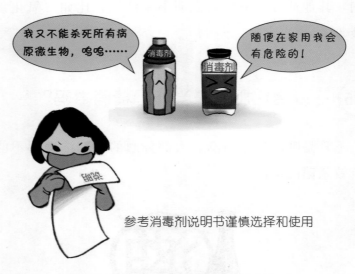

参考消毒剂说明书谨慎选择和使用

不是所有消毒剂都适用于消毒

## 137 使用消毒剂时，哪些环节应特别注意？

（1）用消毒剂进行消毒时，请一定认真阅读消毒产品说明书，严格按照说明书规定的使用范围、使用方法、作用浓度、作用时间正确使用。

（2）消毒剂应存放在阴凉干燥处，并远离火源。

（3）消毒剂应存放在儿童接触不到的地方。不要使用饮料瓶等盛放消毒剂，防止儿童或不明情况者误服。

（4）有些消毒剂具有一定的毒性刺激性，配置时应注意个人防护，包括戴一次性使用医用口罩、围裙、洗碗手套等，同时应注意保护眼睛，防止消毒剂溅入。

（5）有些消毒剂具有一定的腐蚀性，注意达到消毒时间后用清水擦拭，防止对消毒物品造成损坏。84 消毒液对织物具有漂白作用，用其对织物消毒时要慎重。

（6）消毒剂应为经备案的合格产品，应在有效期内使用。

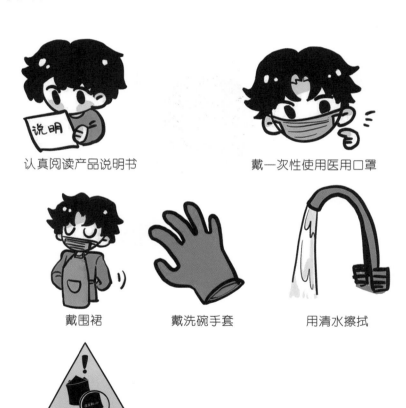

认真阅读产品说明书　　　　戴一次性使用医用口罩

戴围裙　　　　戴洗碗手套　　　　用清水擦拭

在保质期内使用

## 138 怎样对室内空气进行消毒？

　　要做好居室内通风换气，经常性开窗通风，保持环境清洁，建议每天2～3次，每次20～30分钟，秋冬季节注意人员保暖。此外，空调中容易寄生军团菌等致病菌，夏冬季来临开启空调之前，都需要清洗空调出风口，或者请专业维保人员进行空调消毒。

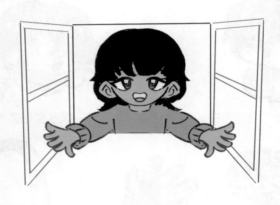

## 139 怎样对手、皮肤进行消毒？

　　应以洗手为主，在接触可疑污染环境后可以使用含酒精速干手消毒剂擦拭消毒，皮肤在接触可疑污染物后可选择碘附进行消毒。饭前饭后、如厕前后、外出回来、医院归来、乘坐公共交通之后等都应该洗手。

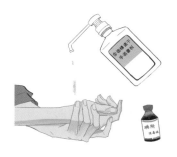

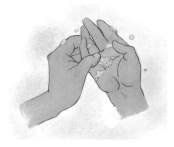

## 140 生活中还有哪些物品是容易忽视消毒的?

生活中常用的手机、眼镜、钥匙、门把手等都是容易忽视的"藏污纳垢"的地方。以上物品可以每天用卫生湿巾或清水棉球进行全面清洁。必要时,可在清洁晾干后用75%酒精棉球或棉片擦拭消毒。

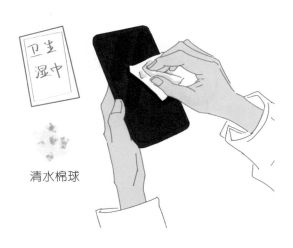

清水棉球

## 141 家具物品如何消毒?

一般情况下,普通居民家中不需要进行大面积的消毒。需要格外关注的是,钥匙、手机、遥控器、水龙头、门把手等高频次接触的小物件,用消毒湿纸巾或 75% 的酒精擦拭消毒即可。

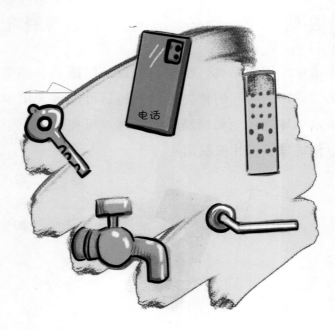

## 142 米面粮油如何消毒？

需要立即食用的，仅需要对米面粮油的外包装使用消毒湿纸巾或 75％ 的酒精擦拭消毒即可。不需要立即食用的，放置在通风处即可。

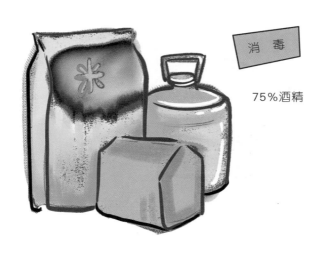

消　毒

75％酒精

## 143 蔬菜、肉蛋类、冷冻食品如何消毒？

在收取物资的时候，注意不要做抖动及抛洒动作。可以佩戴手套收取物资，脱下手套后需要洗手。

蔬菜、肉蛋类、冷冻食品如果有外包装，可以用消毒湿纸巾或 75％ 的酒精擦拭消毒，食物本身用清水慢速冲洗

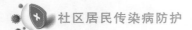

或浸泡即可，不需要格外采取消毒措施。

## 144 怎样对餐（饮）具进行消毒？

首选煮沸消毒 15 分钟；也可用 84 消毒液浸泡 15 分钟后，再用清水洗净。

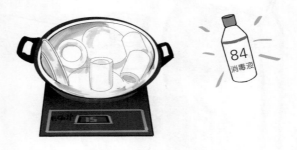

## 145 怎样对卫生间进行消毒？

（1）卫生间的消毒应以手经常接触的表面为主，如门把手、水龙头等，可用 84 消毒液或其他可用于表面消毒的消毒剂擦拭消毒，作用 30 分钟后清水擦拭干净。

（2）便池及周边可用 84 消毒液擦拭消毒，等待 30 分钟再使用。

**146** 如何做好垃圾消毒？

　　普通居民家中产生的垃圾属于生活垃圾，无需做格外的消毒处理。如果家庭中有居家隔离的人员，所产生的垃圾外表面可以用 1 000 mg/L 的含氯消毒液进行喷洒消毒，等待 30 分钟后丢弃即可。

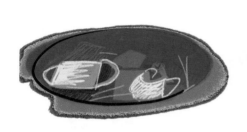

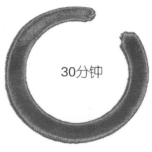

30分钟

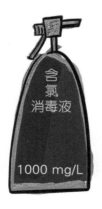

**147** 若普通公众的呕吐物、排泄物、分泌物直接污染地面，怎样处理污染物并对地面进行消毒？

（1）污染物可用一次性吸水材料（纱布、抹布等）蘸取84消毒液小心移除。

（2）用84消毒液擦拭被污染地面及其周围可能污染的地面。

（3）处理污染物应戴手套与一次性使用医用口罩，处理完毕后应洗手或手消毒。

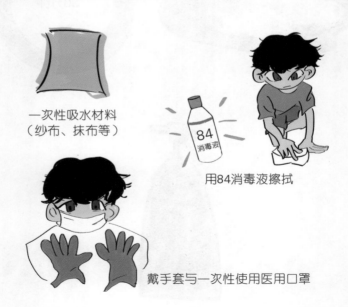

一次性吸水材料
（纱布、抹布等）

用84消毒液擦拭

戴手套与一次性使用医用口罩

## 148 怎样对使用后的拖布和抹布等卫生用具进行消毒？

拖布、抹布等使用后可用 84 消毒液浸泡进行消毒，作用 30 分钟后用清水冲洗干净，晾干存放。在消毒时应该注意专区专用、专物专用，避免交叉感染。

## 149 怎样对衣服、被褥、毛巾等纺织品进行消毒？

可煮沸消毒 15 分钟，或用 84 消毒液进行浸泡消毒，作用 15～30 分钟后，按常规清洗。84 消毒液对织物具有漂白作用，对织物消毒时要慎重。

## 150 若家中有传染病患者，怎样清洗和晾晒患者的衣服、毛巾和被褥？

应单独清洗患者的衣服、毛巾和被褥。在处理前可戴上手套，注意不要贴身拿这些物品。将这些物品放入专用容器之前，用扁平、坚固的器具将用品上的固体排泄物（如粪便或呕吐物）刮到厕所马桶中，或将刮下的排泄物放入带盖的桶里，然后拿到厕所里处理掉。使用洗衣机，用热水（60～90℃）和洗涤剂进行洗涤。也可用大桶将它们浸泡在热肥皂水中，然后用棍子搅拌，但应注意不要拍打。如果没有热水，则可将它们浸泡在 84 消毒液中约 30 分钟。最后需用清水冲洗，然后晾在阳光下晒干，洗手。具体来说，不同的传染病应该有不同的消毒方式，具体可以咨询相关部门。

## 151 出现发热症状如何就诊？

出现发热症状时，可自行居家康复。65 岁及以上老年人、长期血液透析患者、严重糖尿病患者等重症高风险的社区居民，3 岁以及下婴幼儿，若出现发热且有其他症状时，应及时前往医院发热门诊就医。

## 152 鼻腔盐水冲洗是否可以作为预防新型冠状病毒感染的手段？

鼻腔里大部分都是黏膜，这种鼻黏膜既参与宿主保护，也参与共生菌群与入侵病原体之间的免疫稳态。这个黏膜可以吸附从空气中吸入的粉尘、细菌、花粉等，其作用主要是过滤掉大部分细菌。虽然有研究显示，使用鼻腔盐水冲洗可以有效改善细菌或病毒导致的鼻炎、鼻窦炎的各种症状，也有个别研究显示通过生理盐水及含碘的消毒液冲洗鼻腔，可降低病毒载量，但是否能预防感染目前尚无证据支持。此外，对未感染者长期使用盐水或其他消毒液冲洗鼻腔，可能会造成鼻腔黏膜的损害，特别是婴幼儿、鼻腔肿瘤患者、凝血功能障碍者、上呼吸道感染患者等需要慎重考虑。

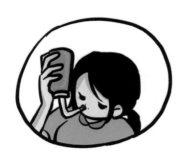
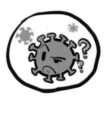

## 153 家中熏蒸醋能预防传染病吗？

不能。

1）熏醋所含醋酸本身浓度就很低，一瓶醋里醋酸含量最多不超过5%，将醋里的醋酸蒸发到空气中，提升空气里醋酸浓度的作用十分有限，根本达不到消毒的效果。

2）熏醋还有副作用：

（1）人的呼吸道黏膜很脆弱，儿童的呼吸道尤其娇嫩，如果持续熏醋，导致空气中醋酸浓度过高，可能对呼吸道黏膜产生刺激作用，导致咽喉不适。

（2）对于患有气管炎、肺气肿、哮喘等疾病的患者，在熬醋的过程中，很容易出现病情发作或者加重，严重的甚至会灼伤上消化道黏膜。

（3）对于病毒性传染病，熏蒸醋并不能起到消毒作用，反而可能对家庭成员的健康造成危害。

## 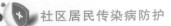 154 吃大蒜能预防传染病吗？

大蒜有一定的食物保健作用，但是并不能预防或者治疗传染病。

（1）大蒜中的确含有一些可以杀菌的物质，但是，对于大蒜杀菌作用的研究大多停留在体外细胞实验阶段，跟吃大蒜是两码事。

（2）目前也没有任何证据显示吃大蒜能预防病毒性疾病。

## 155 吃维生素 C 能抵抗病毒吗？

维生素 C 是身体所必需的营养物质，能帮助机体维持正常的免疫功能。疾病治疗过程中，摄入维生素 C 通常作为辅助治疗手段，帮助我们提升免疫力，但是一定需要遵医嘱进行服用，过度服用维生素 C 还会导致腹泻、皮疹等中毒现象。

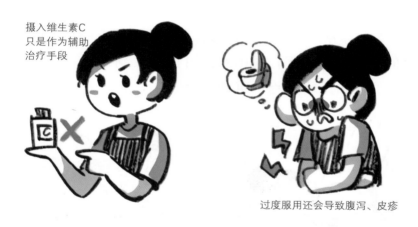

摄入维生素C
只是作为辅助
治疗手段

过度服用还会导致腹泻、皮疹

## 156 什么是食源性疾病？

食源性疾病是通过摄食方式进入人体内的各种病原微生物引起的，通常具有感染或中毒性质的一类疾病，包括食物中毒、肠道传染病、人畜共患传染病、寄生虫病及化

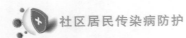

学性有毒有害物质所引起的疾病。生活中常见的食源性疾病有食用变质禽肉，病死畜肉、鱼，剩饭及误食毒蘑菇、河豚等导致的食物中毒，生食或半生食牛肉导致的牛带绦虫病等。该病常常会发生得比较突然、容易出现家人间共同感染及学校等集体单位出现集体性食物中毒。

## 157 什么情况下容易发生食源性疾病？

发生暴雨、洪灾之后，患者的排泄物、呕吐物等因雨水的冲刷进入地下，周围水源可能会受到污染。食物生产、储存和运输过程也可能产生影响，而引起食源性疾

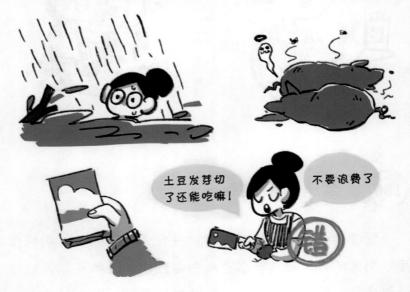

土豆发芽切了还能吃嘛！

不要浪费了

病。不注重饮食安全，食用过期食品、饮生水、生食或半生食牛肉，食用毒蘑菇及未处理干净的河豚等，极易造成食物中毒。

## 158 传染病高发时节，饮食方面应注意些什么？

（1）重视个人饮水卫生。选择使用清洁的水和食材，喝开水而不喝生水。

重视个人饮水卫生

（2）饮食卫生为重点。把好"病从口入关"，做好"三管一灭"（管水源、管饮食、管粪便；灭苍蝇、蟑螂），保证食材安全、食物烧熟煮透、食物清洁及食材生熟分开、安全存放。

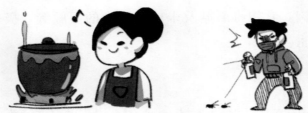

饮食卫生为重点

（3）提倡分餐制，使用公勺公筷。

使用公勺公筷

**159** 什么样的食材不能食（饮）用？

（1）不吃腐败变质的食品和被水浸泡的粮食。

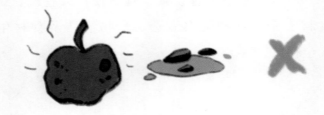

（2）不吃淹死的家畜家禽和过期的食品。

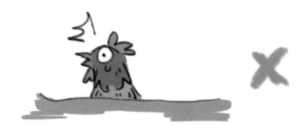

（3）不生吃水产品。

自制生鱼片

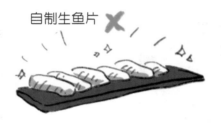

（4）不采食野生蘑菇、野菜和野果。

有小人在
跳舞……

（5）不喝非清洁饮用水或不达标瓶（桶）装水。

## 160 怎样保证食物烧熟煮透?

尽量选择蒸、煮、炖等长时间加热的烹调方式,烧熟煮透的一般原则是煮开10～15分钟。如果是大块肉,比如整鸡等,时间还需要长一些。食物要保证烧熟煮透,使用后的餐具要及时清洗。

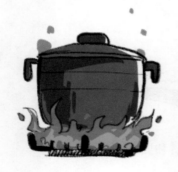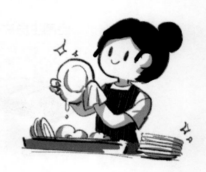

## 161 怎样保持饮食上的清洁性?

(1)饭前便后、做饭前和过程中要勤洗手,尤其在处理生的肉、禽、水产品等之后,要使用肥皂和流动水洗手至少20秒。

(2)厨房用具要保持清洁,注意防虫防鼠。

(3)不用污水清洗蔬菜、瓜果及餐具,必须使用洁净的清水。

（4）不要在水龙头下直接冲洗生的肉制品，防止溅洒污染。

（5）千万不要喝生水，经漂白粉等消毒过的水也应煮沸后饮用。

（6）购买、制作过程接触生鲜食材时避免用手直接触碰眼、鼻。

## 162 生、熟食品应怎样分开处理？

（1）生熟分开。生、熟食品要分开加工和储存，它们所用的案板、刀具、器皿也要分开，尤其在处理生肉、水产品等食品时应格外小心，避免交叉污染。

（2）安全存放。分别包装，分层存放食物。生肉、水产品等食物在放入冷冻层之前最好先分割成小块、单独包装，包装袋要完整无破损。

## 163 晚上可以食用不加热的放在冰箱冷藏区的午饭吗？

不能。建议日常只加工简单的饭菜，按需按量，即做即食，尽量不吃剩饭剩菜。剩饭剩菜应尽快冷却并放入冰

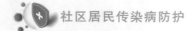
箱冷藏。高温季节，煮熟的饭菜放置时间不宜超过 2 小时。剩饭剩菜一定要彻底加热后再食用。

### 164 为什么实行分餐制？集体就餐时为什么要用公勺、公筷？

分餐是指把主食和菜肴分配到不同就餐者的餐盘或碗中，用餐者使用个人餐具进食的就餐方式。公勺、公筷是指将公用的勺子和筷子放在菜盘上，方便就餐者夹菜，但不可以用来进食，即"公筷夹菜，私筷进食"。

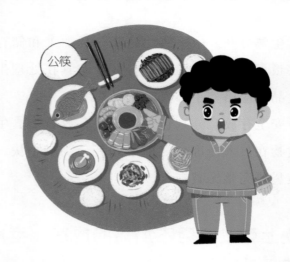

幽门螺杆菌、甲肝病毒等消化道致病微生物可通过唾液污染勺子、筷子进而污染食物，传染给其他就餐者。提倡集体就餐时采用分餐制，避免个人使用过的餐具污染公

共食物，可以有效降低病从口入的风险，减少交叉感染。

使用公勺、公筷，剩余的饭菜可以放心打包或分装，减少食物浪费。实行分餐制是最简单有效的卫生防病习惯，文明健康、绿色环保的生活方式需要终身践行。

## 165 家庭用餐怎样实行分餐制？

（1）合理备饭。根据家庭成员人数、年龄阶段和活动强度，确定饭菜总量和营养搭配。

（2）固定餐具。家庭成员固定餐具，即每人使用自己的碗、勺子、筷子、水杯，从外形、颜色、材质上加以区别。

（3）践行分餐。在每个菜盘、盆、锅等盛食物的容器上，放上公勺、公筷，每个人都用公勺公筷来盛、夹食物，用自己的碗、勺子和筷子吃饭。

（4）儿童喂养。鼓励孩子尽早独立进食。对不能进食的婴幼儿，家长或监护人要用适当的方式感觉孩子食物的温度，避免用嘴尝试孩子食物、帮助孩子咀嚼食物、口对口喂食孩子、与孩子共用餐具等。

（5）家长示范。儿童时期是培养良好习惯的关键时期，父母要为孩子做榜样，养成使用公勺、公筷的好习惯，并坚持下去。

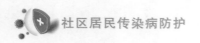 

**166** 如何克服分餐制和使用公勺、公筷引起的情感障碍？

（1）中国传统的用餐习惯是一家人围桌合餐，同吃一盘菜、同喝一盆汤，一边吃饭，一边交流情感，这是人民群众对家庭团圆、幸福美好生活的一种认同和体现，但也存在着传播疾病的危险。

（2）推广分餐制和使用公勺、公筷并不改变一家人围桌合餐、家庭团圆的初衷，也不影响一家人的情感交流，而且还是预防疾病传播、关爱他人、对健康负责的表现，体现了文明健康、简约适度的生活价值观，凸显了社会的文明进步。多了解分餐制和使用公勺、公筷的好处，宣传分餐的好处，大多数的家庭会理解并接受，久而久之，全社会就形成了文明健康就餐的新风尚。

**167** 出现食物中毒症状时，可采取什么应急措施？

当出现呕吐、腹痛、腹泻等食物中毒症状或发现自己误食化学品时，要及时用手指或筷子伸向喉咙深处（咽后壁、舌根）进行催吐，并立即去医院，不要自行用药。尽可能留取食物样本，可用密封完整的塑料盒或塑料袋保留呕吐物和排泄物，供化验使用。如果发现家人、同学、同事等出现相同症状，特别是曾一起吃饭的人群都出现同类症状时，应及时联系医院或者向当地卫生行政部门反映情况。

## 168 何为虫媒传染病？

虫媒传染病是由病媒生物传播的传染病，如蚊子、苍蝇、蟑螂、臭虫、虱子、跳蚤等作为传播媒介的可传播流行性乙型脑炎、鼠疫、疟疾等危害性较强的传染病。

## 169 怎样预防流行性乙型脑炎、疟疾等通过蚊子传播的虫媒传染病？

（1）做好灭蚊工作。要注意环境卫生，包括定期清除污水、给畜棚喷洒杀蚊药等，尤其雨季时要注意周边积水。家庭水养植物最好换成沙养，或者在水中放几尾小鱼，以免蚊子滋生。

（2）重视个人防护。可在室内点蚊香，正确使用蚊帐和纱窗等工具。到野外活动，可穿浅色长袖上衣和长裤，在身体裸露部分涂些避蚊油膏等，傍晚散步、野外锻炼、休闲及居家要特别注意防蚊、灭蚊。

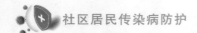

（3）对于流行性乙型脑炎，接种疫苗是最有效的预防策略。对于疟疾，在进入流行区时可以适当服用预防药物。

**170** 是否所有蚊子都能传播疟疾、流行性乙型脑炎等传染病？

并不是这样的。例如，只有按蚊属的某些蚊种中的雌性蚊子可传播疟疾。在我国，三带喙库蚊是流行性乙型脑炎的主要传播媒介，淡色库蚊、致倦库蚊和白纹伊蚊是流行性乙型脑炎的次要或者可能传播媒介。

**171** 怎样预防流行性出血热等通过老鼠传播的传染病？

（1）做好灭鼠、防鼠工作，防止鼠类污染食物。

（2）重视个人防护，尽量不要接触鼠类，一旦出现相关症状，及时去医院就诊。

（3）发现患者或可疑患者，要及时报告，做到早隔离、早治疗。

## 172 日常生活中，怎样处理常见外伤?

日常生活中出现的擦伤和撕裂伤等引起出血时，应遵循"普遍防护"原则进行处理，避免皮肤直接沾染出血。应该戴上医用手套或一次性手套进行处理，也可以用厚纱布或厚纸巾进行处理。

## 173 作为小区居民，是否有必要参与社区的防控活动?

有必要。《中华人民共和国传染病防治法》《中华人民共和国国境卫生检疫法》规定：任何人都应协助、配合、服从政府组织开展的防控工作，依法接受疾病控制中心、医疗卫生机构有关传染病的调查、采集、检测、隔离治疗等防控传染病的措施，如实提供有关情况。去过传染病流行严重地区或与确诊患者有过密切接触的人员，应主动向有关部门报告，按要求做好医学观察、隔离治疗等。拒不配合者，将依法处理。

## (174) 家用空气净化器有作用吗?

　　家用空气净化器根据产品的功能有一定的空气净化效果。空气净化器最核心的是滤材,有的滤材擅长过滤花粉,有的则专门去除颗粒。如果使用不当,空气净化器也可能变成"污染源"。每一台净化器都有若干层功能不同的滤网,如过滤网脏了,用水是无法洗干净的,必须更换。滤网最好常换,即使在空气质量较好的情况下也不能超过半年,否则滤材吸附饱和之后会释放有害物质,变成"污染源"。使用空气净化器可在一定程度上减轻污染程度,但并不意味着能从根本上消除空气污染。

插　　图　　方雨晴　徐　美　徐　晨　马川淏　付紫怡
　　　　　　《市民新冠防疫知识手册》电子书"上海
　　　　　　发布"微信公众号
参考来源　　世界卫生组织官网
　　　　　　国家卫生健康委员会官网
　　　　　　湖北省卫生健康委员会官网
　　　　　　新华网健康专栏

第六篇

# 户外及社交防护

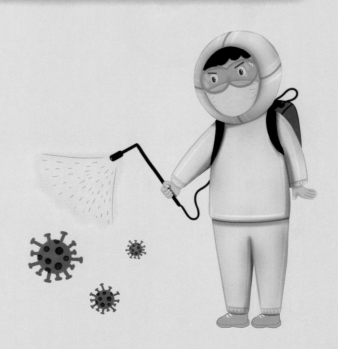

## 175 传染病流行期间，出行应坚持的原则是什么？

非必须，不外出。如果必须要出门，出门之前测量体温，评估自身健康状况，并且准备好外出要用的口罩、消毒湿巾等物品。如果上述工作都已经准备好了，那么在家洗手并佩戴口罩后就可以出门了。

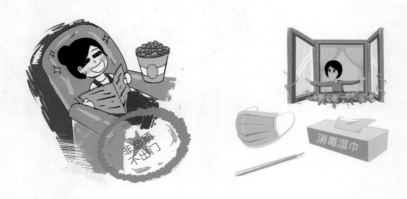

## 176 外出除了戴口罩，有必要戴一次性手套吗？

没有必要。手套上可能会沾上污染物，如果触摸脸部，污染物就会从手套转移到脸部，并可能传播疾病。常洗手比戴手套在防止传染病的传播上更加有效。

## 177　外出时需要进行哪些基本的防护？

　　外出时根据自身情况选择是否佩戴口罩。接触一些公共设施，比如电梯的按钮、栏杆或座椅的扶手后，就不要再用手去摸鼻子、嘴巴和眼睛了。

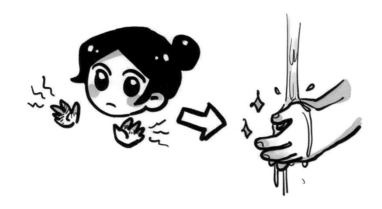

## 178　室外公共场所应如何做好自我防护？

　　进入公共场所避免人群拥挤，注意咳嗽礼仪，不随地吐痰。

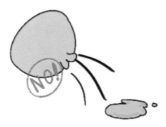

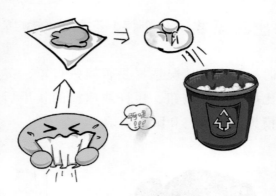

## 179 为什么不能戴着口罩进行剧烈运动？

运动时需氧量会随之增大，需要大量换气。运动强度越大，所需要的氧气越多，戴着口罩运动时呼吸会受阻，喘气很费力，呼吸功能不好的人还可能出现胸闷、眩晕等症状。

## 180 在家可以进行哪些锻炼？

家中如果有合适的健身器械，在通风的环境里进行一些高强度的锻炼是非常好的。没有器械也可以利用网络学习一些居家健身项目，这对放松身心、锻炼身体都是好的选择。

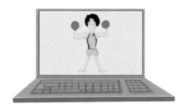

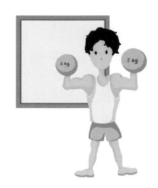

## 181 除了锻炼，还可以怎样提高自身免疫力？

不熬夜、保证充足有规律的睡眠，以及健康的饮食都能够提高免疫力。

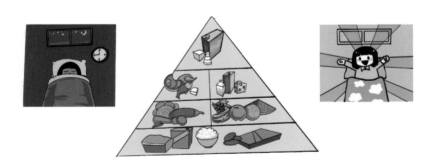

**182** 乘坐地铁、公交车、火车、飞机及其他公共交通工具时要注意什么？

可以根据个人情况选择是否佩戴口罩，不随地吐痰，注意咳嗽礼仪，用完洗手间后勤洗手，可随身携带消毒湿巾，做好个人物品的消毒。

**183** 常态化疫情防控下，前往医院就诊需要注意什么？

如果有发热、咳嗽及上呼吸道感染等症状，应前往医院发热门诊就诊。

在医院普通门诊就诊时，需要配合预检分诊或门诊的医务人员做好体温测量、流行病学史调查。

如果您或您的家属需要住院治疗，需要配合医院的相关防疫政策。

**184** 在哪些场所必须注意保持社交距离？

人群聚集性较高且有呼吸道疾病潜在传播风险的场所需要我们必须保持社交距离，如在医院就诊等。此外在其他公众场所，如购物场所、高铁、地铁、机场等场景下也尽量保持一定的社交距离，不扎堆，不聚集。

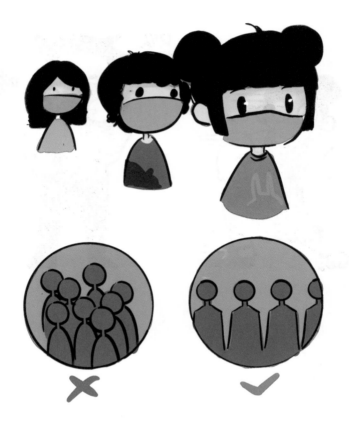

**185** 在公众社交场所不知道谁是呼吸道传染病感染者时，该怎样保护他人和自己？

应始终保持手卫生和呼吸卫生，这是保护他人和自己的最佳方式。由于某些感染者可能尚未出现症状或症状可能较轻，因此与每个人都保持一定身体距离非常有必要，尤其当站在咳嗽或打喷嚏的人身边时。

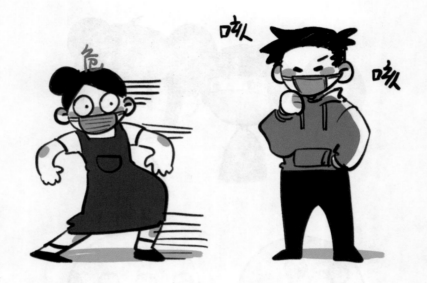

**186** 如果近期去过特殊传染病流行地区怎么办?

（1）应尽快到所在辖区社区（村）进行登记。

（2）随时保持手卫生，减少外出活动，尤其是避免到人员密集的公共场所活动。

（3）尽量单独居住或独处一室，室内应通风良好，减少与家人的近距离接触。

（4）每天进行 2 次体温监测。若出现发热、咳嗽、乏力等可疑症状，应尽早就诊。

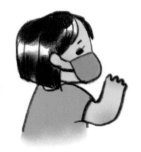

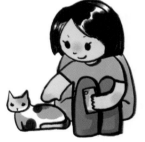

减少外出，尽量独处一室

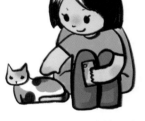

每天2次体温监测

##  如果与特殊传染病流行地区患者有过密切接触怎么办？

（1）不要过度恐慌，从与患者接触的最后一天算起，依据具体传染病的潜伏期接受医学隔离观察。听从当地传染病防控机构的安排，一旦出现发热、咳嗽、呼吸短促等症状，应立即报告并及时就医。

（2）注意开窗通风、手卫生及家庭共用区域（如卫生间）的消毒。

## 188 面对传染病，普通公众该怎样甄别新闻？

面对传染病，原则应该是"关注可靠信息、学习科学知识、不要盲目恐惧"。

（1）通过电视、报纸等新闻主流媒体及官方微信、微博等权威渠道了解传染病的传播途径、防控知识等相关信息，根据情况主动采取戴口罩、勤洗手、室内多通风、少出门等个人防护措施，不盲目选购药物。

（2）减少对传染病信息的过度关注，减少不科学信息对自己的误导。不造谣、不信谣、不传谣。

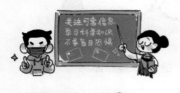

电视、报纸等新闻传播媒介

少出门多通风

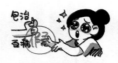

不盲目选购药物

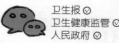

健康中国 ◎
卫生监督 ◎
卫健委 ◎

卫生报 ◎
卫生健康监管 ◎
人民政府 ◎

关注权威公众号

插　　图　　陈奕帆　王嘉欣　马川淇　付紫怡
参考来源　　世界卫生组织官网
　　　　　　湖北省卫生健康委员会官网
　　　　　　健康湖北微信公众号
　　　　　　"健康濉溪"微信公众号